藏在中药里的二十四节气

总主编 刘 兵

文/朱在卿 朱润荷　图/刘一凡

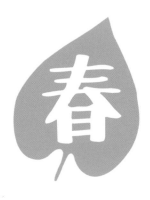

山东友谊出版社·济南

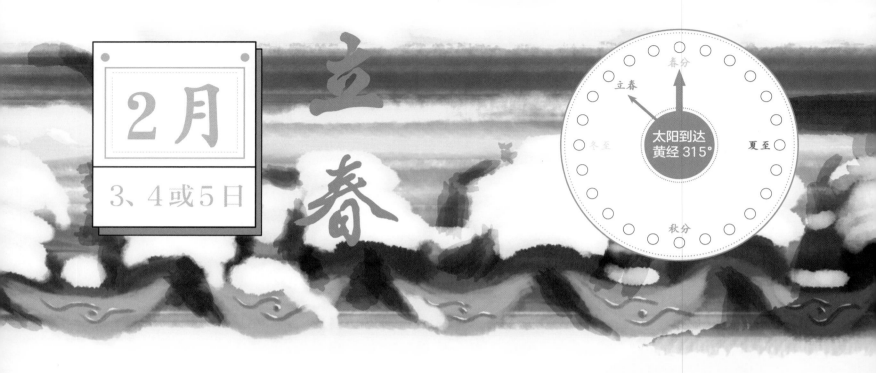

2 月

3、4 或 5 日

立春

太阳到达黄经 315°

春分

立春

冬至

夏至

秋分

　　立春，是二十四节气里的第一个节气，一般在农历正月、阳历二月。

　　虽然立了春，但在中国北方，还有丝丝寒意，昼夜温差大，倒春寒也是常有的。韩愈的《春雪》写道："新年都未有芳华，二月初惊见草芽。白雪却嫌春色晚，故穿庭树作飞花。"

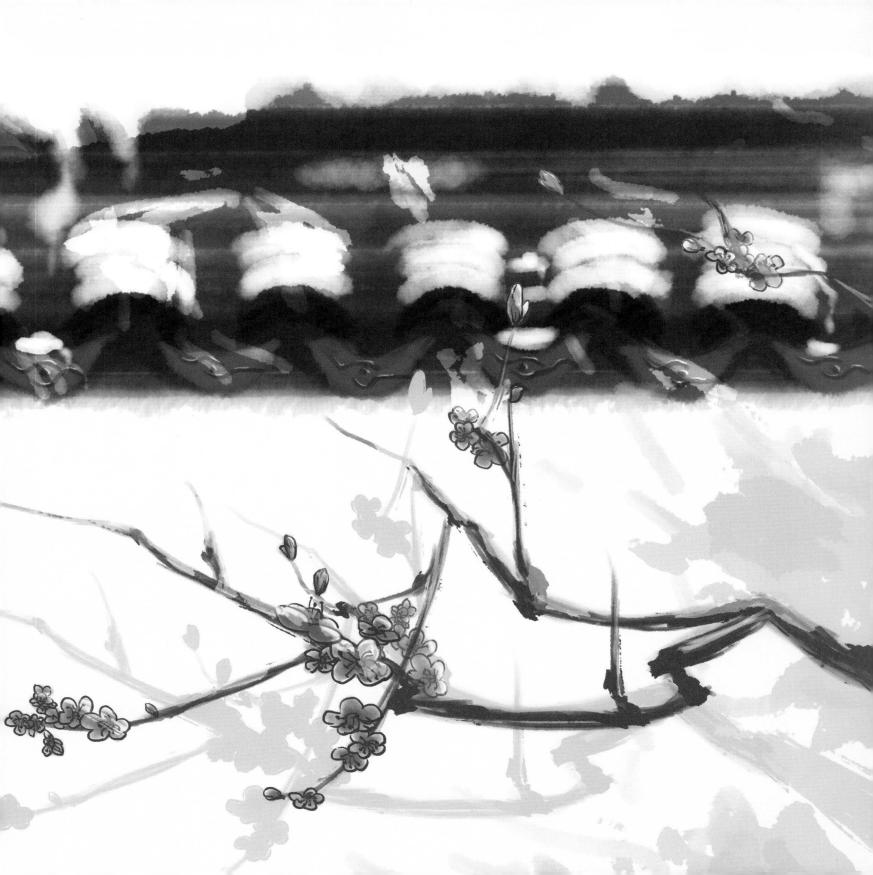

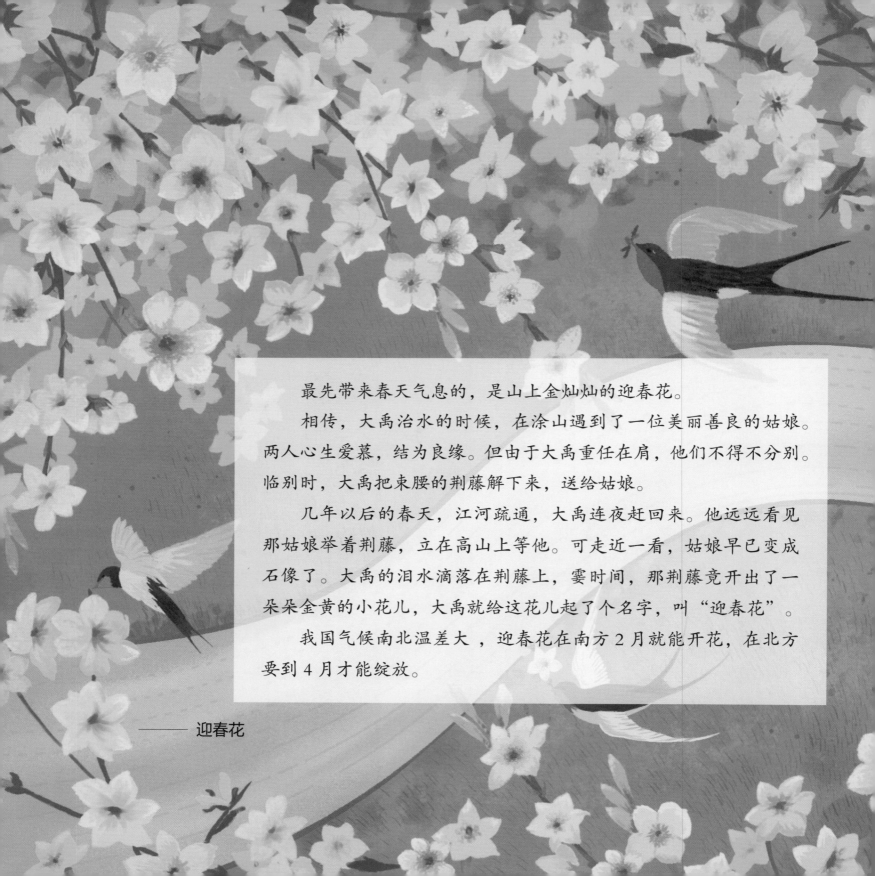

最先带来春天气息的，是山上金灿灿的迎春花。

相传，大禹治水的时候，在涂山遇到了一位美丽善良的姑娘。两人心生爱慕，结为良缘。但由于大禹重任在肩，他们不得不分别。临别时，大禹把束腰的荆藤解下来，送给姑娘。

几年以后的春天，江河疏通，大禹连夜赶回来。他远远看见那姑娘举着荆藤，立在高山上等他。可走近一看，姑娘早已变成石像了。大禹的泪水滴落在荆藤上，霎时间，那荆藤竟开出了一朵朵金黄的小花儿，大禹就给这花儿起了个名字，叫"迎春花"。

我国气候南北温差大，迎春花在南方 2 月就能开花，在北方要到 4 月才能绽放。

—— 迎春花

连翘

有一味中药长得非常像迎春花，花期比迎春略晚一些，其药用价值和金银花有相似之处，能清心火、散肺热，还被称为"疮家圣药"，它就是连翘。

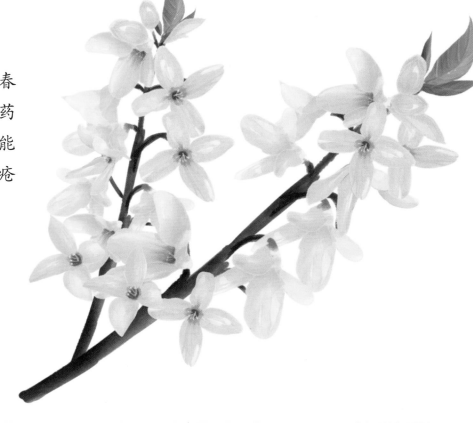

连翘子

只要你仔细观察，迎春和连翘还是很容易区分的。

◆ 虽然它们都是合瓣花，但迎春花一般有 5 ~ 6 个裂片，连翘花则都是 4 个裂片。

◆ 迎春的茎一般为绿色，上面有明显的棱，而连翘的茎为棕色或者黄褐色，棱不明显，而且是中空的。

◆ 迎春的枝条一般是下垂的，而连翘的枝条是挺立的。

◆ 迎春一般不结果实，而连翘会结出心形的果实，入药的就是连翘的果实哦！

地里悄悄孕育的草芽其实很多是珍贵的中药。

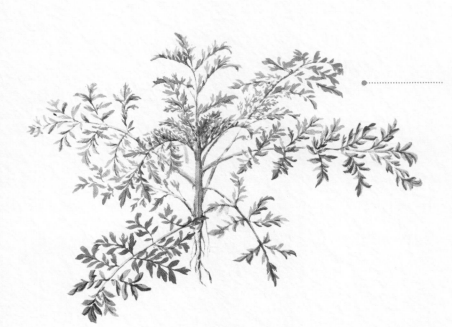

青蒿

能驱赶蚊虫、缓解中暑，对疟疾、荨麻疹等疾病都有比较好的疗效。在中国北方，一般3月就能看到。

牛筋草

基本上长草的地方就会长牛筋草。它有清热解毒、祛风除湿、散瘀止血的作用。在中国北方，得四五月份才发芽。

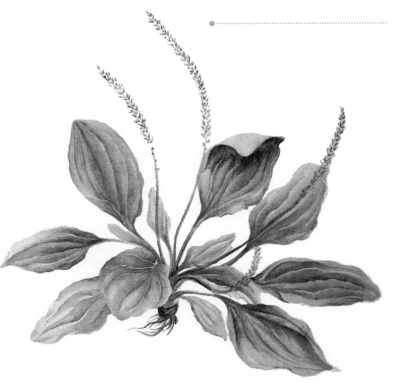

车前草

据说，汉朝时期，一位将军带兵作战，人和马都得了尿血、腹泻病。有人发现马啃食了战车前的一种草后病就好了，于是就用这种草治好了战士们的腹泻。后来，这种草被证实有利水渗湿、清肝明目、止泻止血的作用，人们称它为车前草。在中国北方，4月它才开始发芽。

鬼针草

这种草清热、解毒、散瘀、消肿，常用来治疗肠炎、痢疾等疾病，还可以用来调节血压。在中国北方，4月才能看到。

你还知道哪些有药用价值的草？

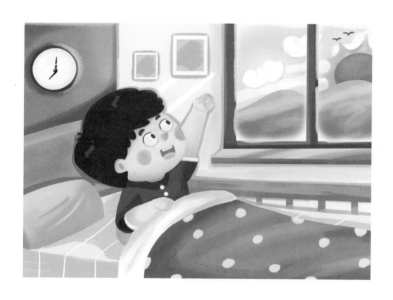

1．早睡早起养肝气

　　立春后，自然界生机勃勃，这时人们应当顺应自然界的万物欣欣向荣之景，早睡早起，舒畅身体，调达情志。

2．不要过早减衣

　　"春不减衣，秋不戴帽。"此时，季节虽由冬季转入初春，但人体对散热的调节还是处于冬季时相对平衡的状态。过早减掉冬衣，容易引发各种疾病。

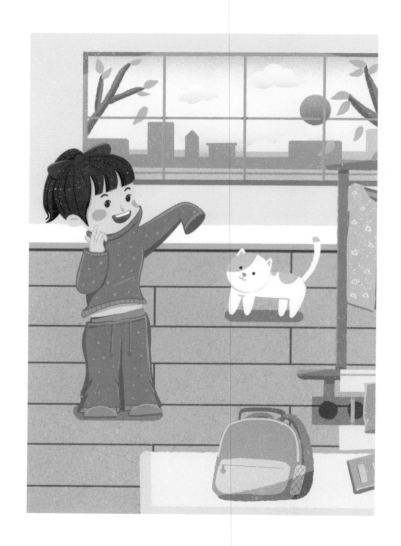

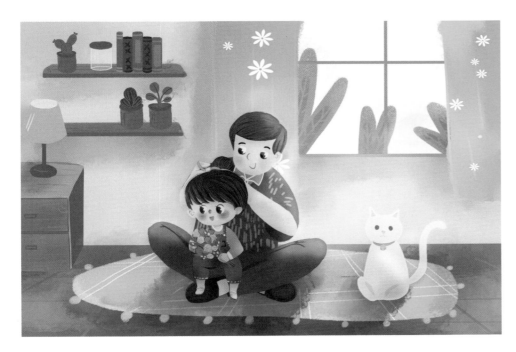
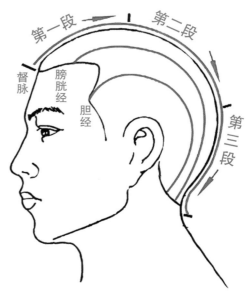

第一段
第二段
第三段
督脉
膀胱经
胆经

3.每天梳头百下

春天，人体的阳气也有向上向外升发的特点，表现为代谢旺盛。春天梳头有宣行郁滞、疏利气血、通达阳气的作用。

4.多吃韭菜香菜

春季可多食辛温发散的葱、香菜、花生、韭菜、虾仁等，少食辛辣、酸味食品。酸味入肝，具有收敛之性，不利于阳气的生发和肝气的疏泄。

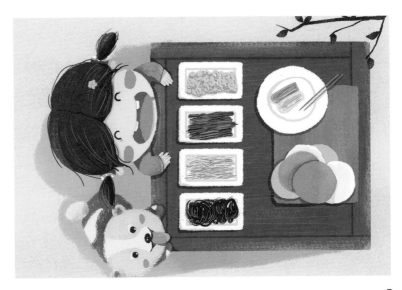

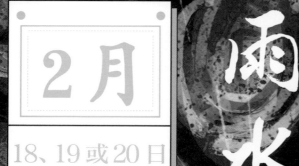

2月

18、19 或 20 日

雨水

太阳到达
黄经 330°

雨水 春分 冬至 夏至 秋分

雨水在每年正月十五前后。

在二十四节气起源地的黄河中下游地区，雨水之前天气寒冷，多见雪花纷飞，难闻雨声淅沥。雨水节气之后，气温一般可升至0℃以上，雪渐少而雨渐多。在气候温暖的南方地区，到了这个节气，平均气温多在10℃以上，桃李含苞，樱桃花开，的确已经进入气候上的春天。

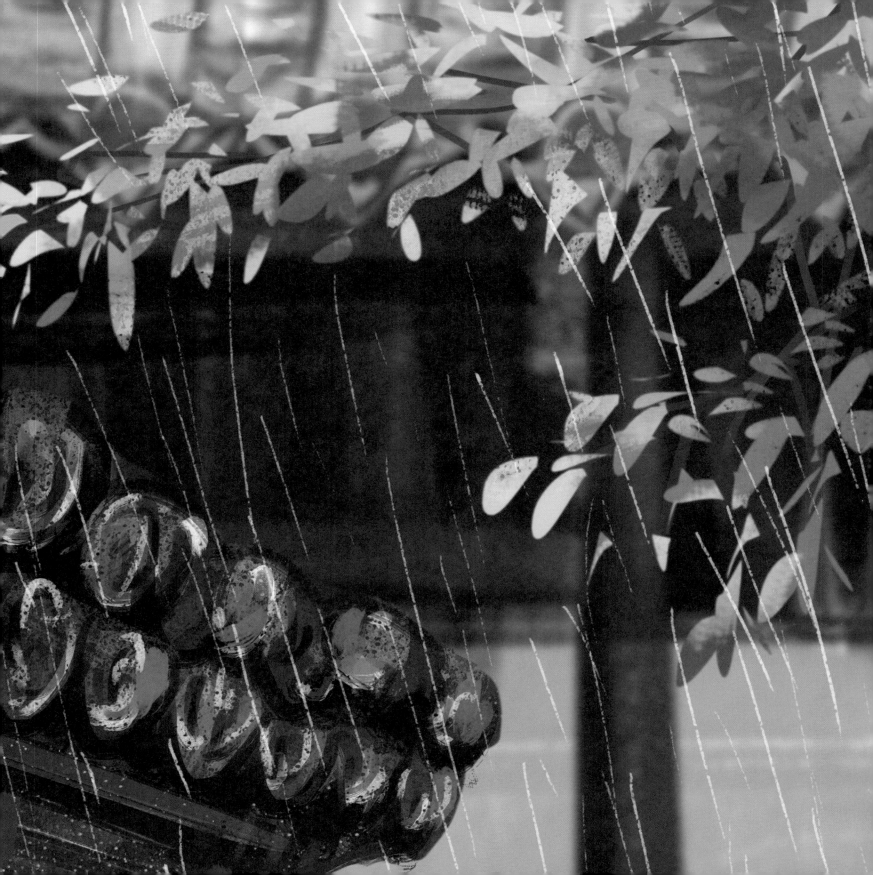

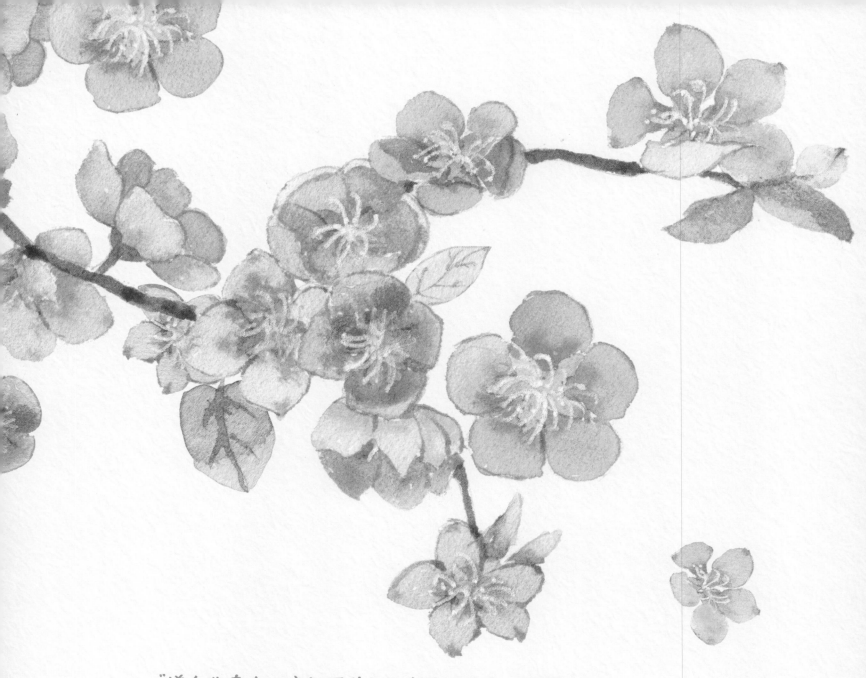

　　"道白非真白，言红不若红。请君红白外，别眼看天工。"这是宋代诗人杨万里的《文杏坞》。杏花比梨花、桃花开得都早。

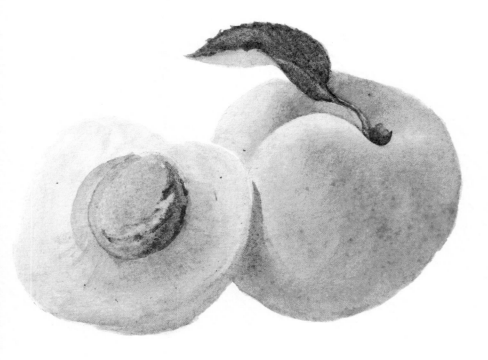

杏

　　我国最早的医书《黄帝内经·素问》把杏列为五果（杏、枣、李、栗、桃）之一。杏的果肉、核仁、树皮、树根及枝、叶、花都有药用价值。

杏 仁

　　《本草纲目》记载，杏仁有"润肺脾、消食积、散滞气"三大作用。它分苦、甜两种。甜杏仁偏于滋养，而苦杏仁祛痰止咳、润肠通便的作用较强。

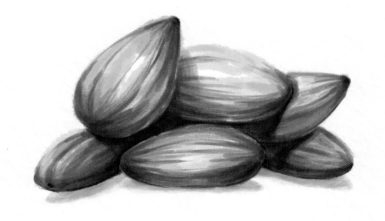

雨后，在不受污染的河堤、山地、草原上，都可以发现地皮菜的身影。地皮菜是真菌与藻类的共生联合体。地皮菜不仅美味，还富含蛋白质、维生素和钙。同时，它味甘性凉，能入肝经，具有清肝明目、收敛益气的功效。

常见可以入药的菌类生物还有茯苓、猪苓、灵芝等。

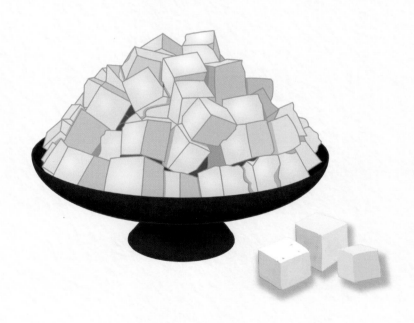

茯苓

多寄生于马尾松或赤松的根部，药性平和，利湿而不伤正气，可治小便不利、水肿胀满。

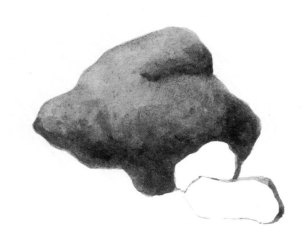

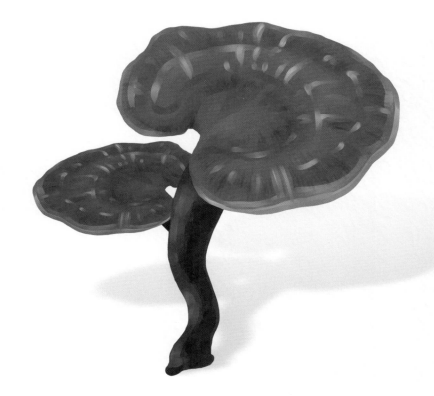

猪苓

多生长在海拔 1000 ～ 2000 米向阳山地的阔叶林下，药性微热，有解热除湿、行窍利水的功效。

灵芝

属高温性菌类，在 15 ～ 35℃均能生长。灵芝在我国已有 2000 多年的药用历史，被历代医药家视为滋补强壮、扶正固本的珍品。

你还知道哪些菌类或藻类生物？它们各有什么特点？哪些可以入药？

　　到了雨水节气，早晚温差依然很大，再加上降雨增多，寒湿之邪比较容易困阻于脾脏，人们可能会有消化不良、食欲不振等症状。所以，雨水节气的养生，应注意以下几点：

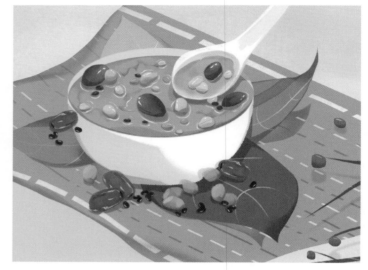

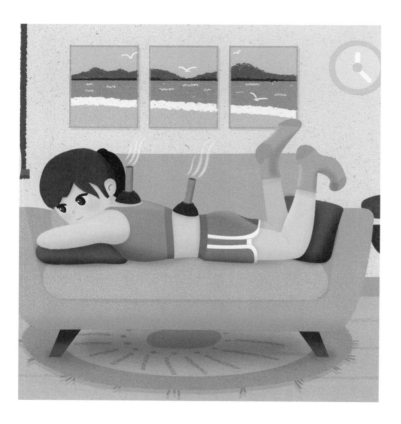

1 . 清淡饮食多食粥

　　粥类素有健脾利湿、养胃和胃的功效。

2 . 点艾祛湿防风寒

　　艾草性温燥，芳香而辟秽，可以祛湿。

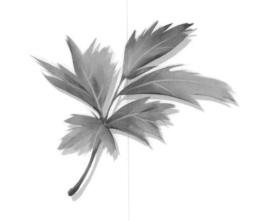

16

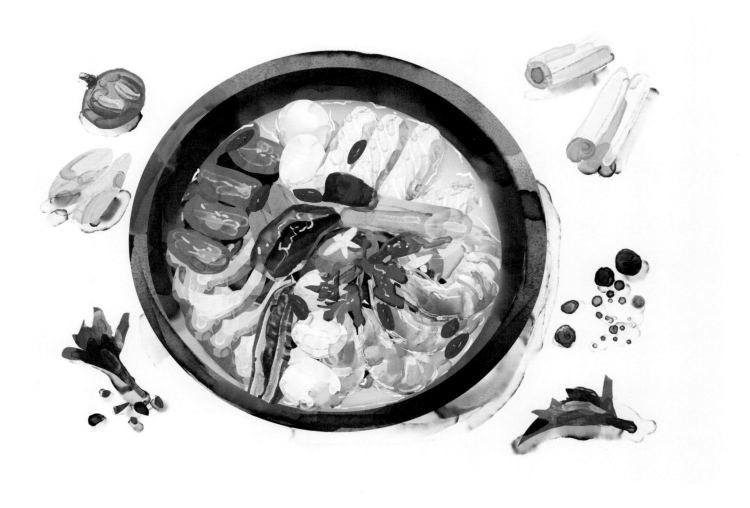

3. 合理进补防上火

　　这个季节小孩子发育较快，他们身体里的每个细胞都像是干旱了一个冬天的土地期盼雨水一样渴求营养。所以，应该给孩子多补充蛋白质和钙含量较高的食品。

　　这个时节，人们很容易出现口舌干燥、口腔溃烂等情况，也就是俗称的上火。因此，应少吃羊肉等温热之品。

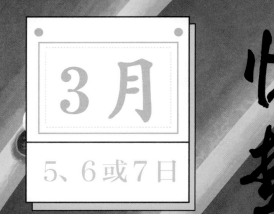

惊蛰

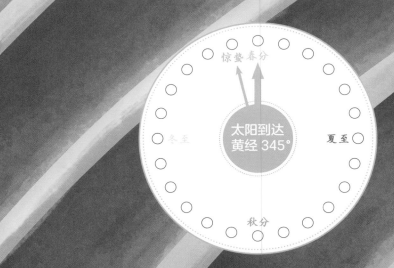

太阳到达
黄经 345°

惊蛰 春分

冬至

夏至

秋分

入冬后，有些动物藏伏土中，不饮不食，称为"蛰"，而"惊蛰"是春雷始鸣惊醒蛰居动物的日子。"到了惊蛰节，锄头不停歇。"这时，天气转暖，渐有春雷，中国大部分地区进入春耕季节。

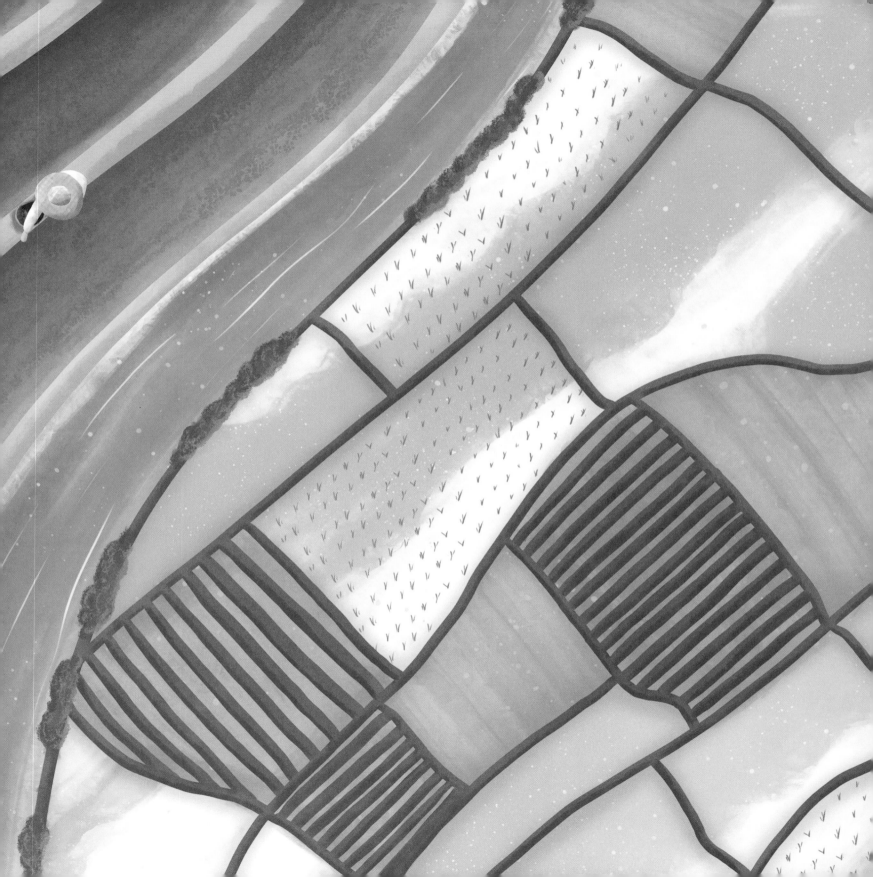

春天到了吃野菜的时候了！野菜不仅味道鲜美，而且有很好的保健功效。

荠菜

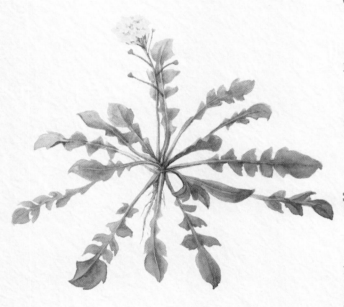

　　荠菜的叶子像羽毛，无论蒸包子、包饺子、炒菜、做汤，都鲜美无比。它富含蛋白质、钙、维生素 B_2 和维生素 C，有凉血止血、补虚健脾、清热利水的作用。

苦菜

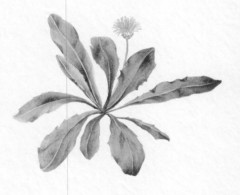

　　苦菜又叫苣荬菜，能清热解毒、活血化瘀。苦菜蘸酱不仅美味还败火。

马齿苋

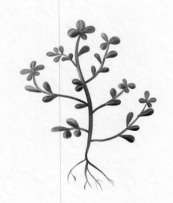

　　马齿苋又称五行草，鲜食、干食皆可，除了做馅，还可凉拌或者做成菜窝窝。它不仅营养丰富，还有清热解毒、杀菌消炎的功效。

蕨菜

　　蕨菜又叫龙头菜，在山区很常见。蕨菜中的粗纤维能促进胃肠蠕动，减少肠胃对脂肪的吸收，起到下气通便、消食减肥的作用。蕨菜中的蕨菜素对细菌有一定抑制作用，可以清热解毒、杀菌消炎。凉拌蕨菜、蕨菜炒肉丝都是不可多得的美味。

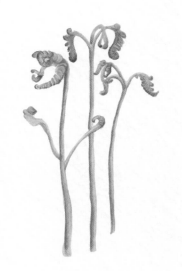

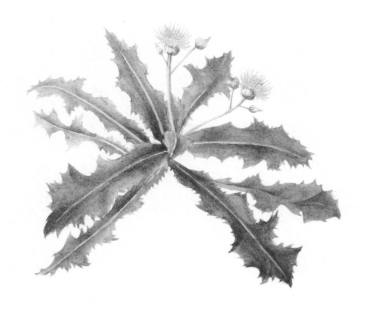

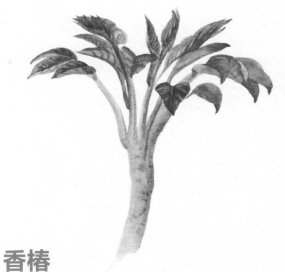

香椿

　　香椿可以说是长在树上的野菜，香椿素能健脾开胃、增强食欲。盐渍香椿、香椿炒鸡蛋、香椿拌豆腐……那怎是一个"鲜"字了得！

蒲公英

　　蒲公英具有清热解毒、消肿散结的功效。它不仅可以新鲜时做菜吃，还能晒干了泡茶喝。

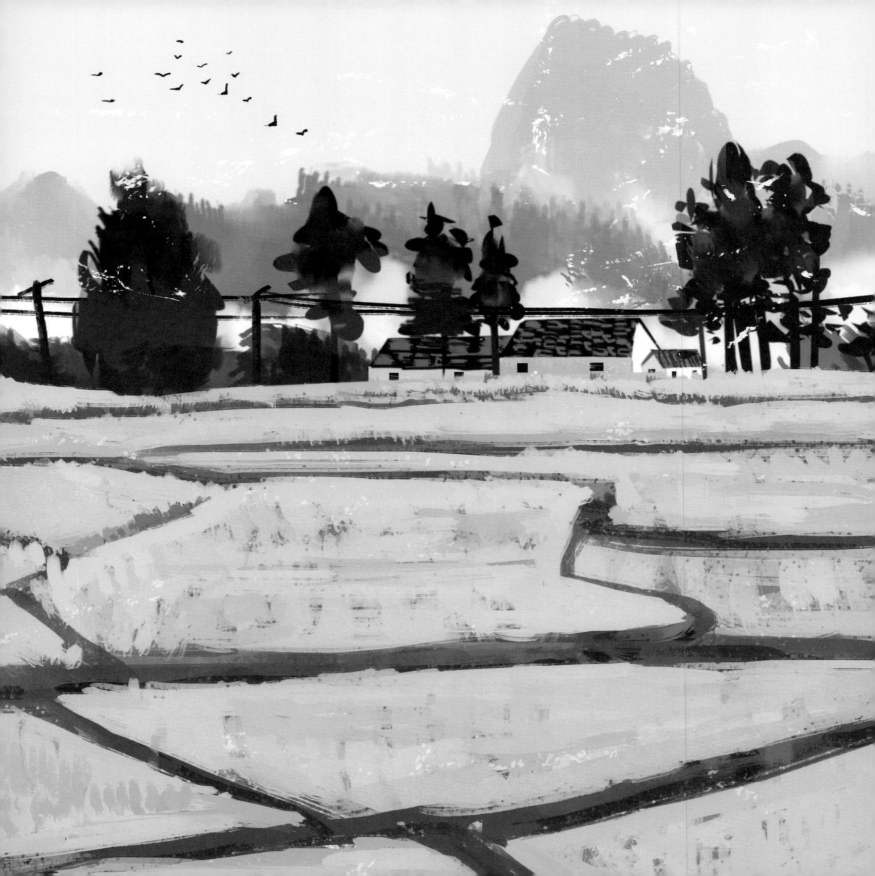

地龙

说到虫儿，就不得不说在中药里有着重要位置的"地龙"。

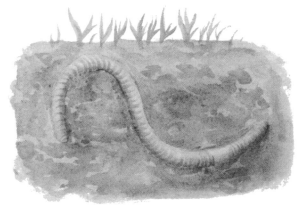

地龙，就是蚯蚓。相传，宋太祖赵匡胤登基不久，"缠腰火丹"（现在叫带状疱疹）和哮喘并发，痛苦不堪。太医院的医官们绞尽脑汁，仍是回春乏术。后来，洛阳有位叫"活洞宾"的郎中来到宫中，用蜂糖把几条蚯蚓化为水液，一些涂在太祖患处，一些让太祖服下。太祖惊问："这是何药，既可内服，又可外用？""活洞宾"怕讲实话受到太祖责罚，就随机应变道："皇上是真龙天子下凡，民间俗药怎能奏效，这药叫做地龙，以龙补龙，定能奏效。"太祖用药后果然感到清凉舒适，疼痛减轻了许多，咳喘也减轻了。从此，地龙的名声与功能也就传开了。

能入药的虫子有很多，比如蜈蚣、蝎子、斑蝥、土鳖、蚕、蚂蚁、蟋蟀、水蛭、蟑螂等。其中的蜈蚣、蚯蚓、蝎子、水蛭等，在动物分类学上并不属于昆虫纲，所以，我们通常说的能入药的"虫子"并不完全是生物学中所说的"昆虫"。

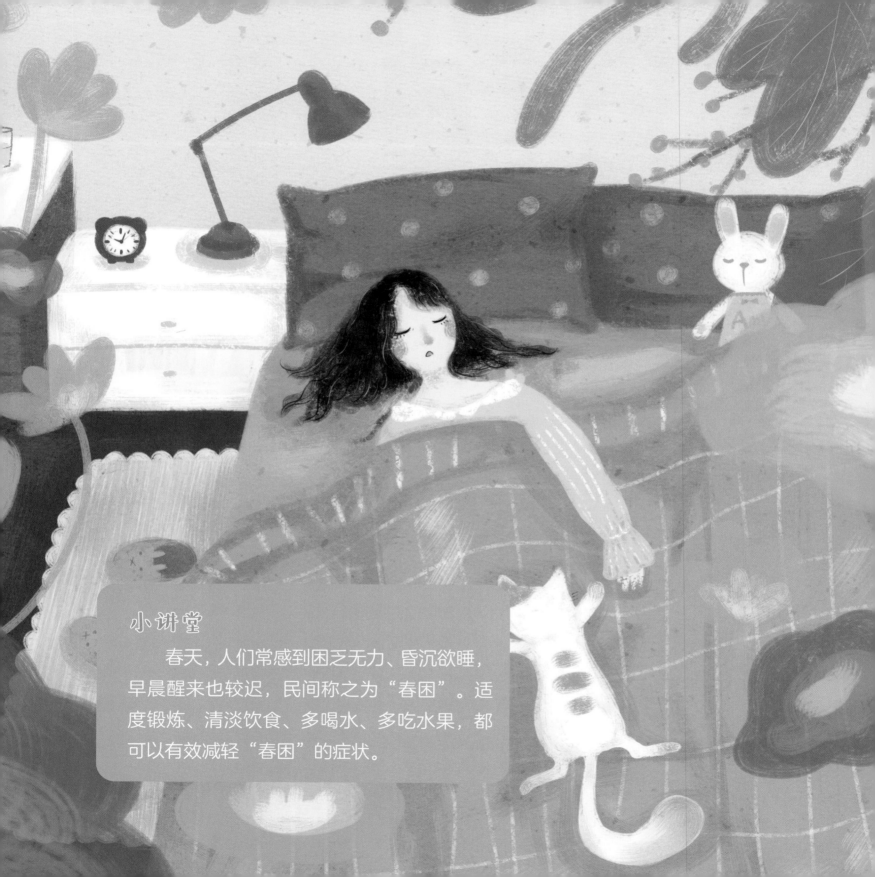

小讲堂

春天，人们常感到困乏无力、昏沉欲睡，早晨醒来也较迟，民间称之为"春困"。适度锻炼、清淡饮食、多喝水、多吃水果，都可以有效减轻"春困"的症状。

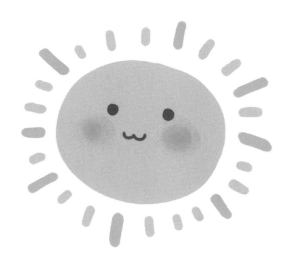

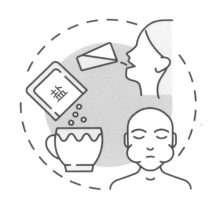

惊蛰之时，病毒也到了活跃期。人们应该适量增减衣着，少去公共场所。保持室内通风、多晒太阳、每日早晚用淡盐水漱口可预防感冒。

多变的天气对人的神经系统、内分泌系统也有一定的影响，容易引发精神活动的异常。适当增加户外活动、多与人交流，可以转移注意力，避免心情不愉快。

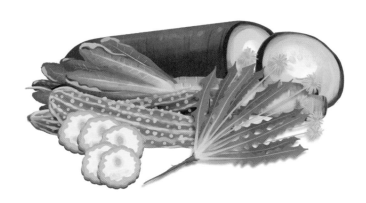

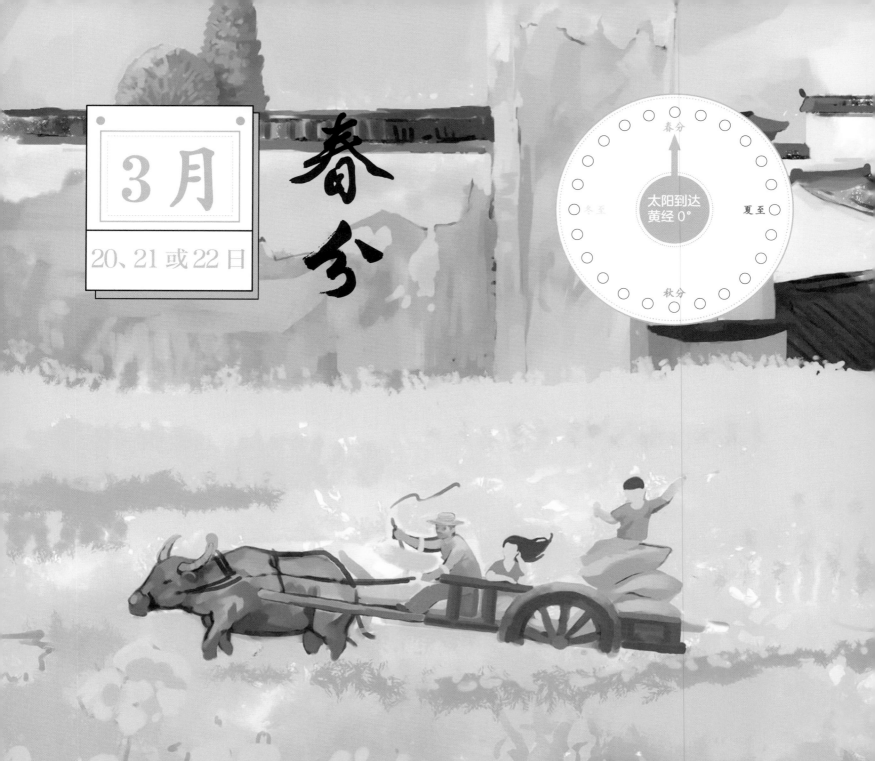

3 月

20、21 或 22 日

春分

太阳到达
黄经 0°

春分
冬至　　夏至
秋分

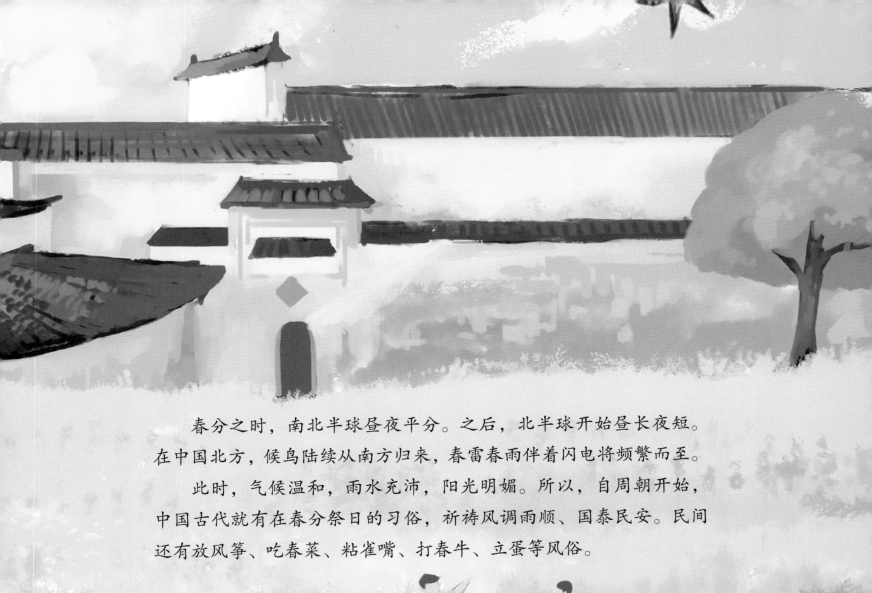

　　春分之时，南北半球昼夜平分。之后，北半球开始昼长夜短。在中国北方，候鸟陆续从南方归来，春雷春雨伴着闪电将频繁而至。

　　此时，气候温和，雨水充沛，阳光明媚。所以，自周朝开始，中国古代就有在春分祭日的习俗，祈祷风调雨顺、国泰民安。民间还有放风筝、吃春菜、粘雀嘴、打春牛、立蛋等风俗。

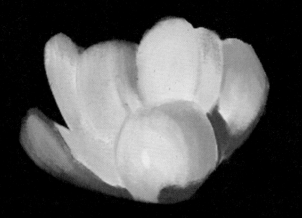

古人认为风有信而花不误，也就是说每种花都有它准确的开放时间，所以就把从小寒到谷雨的八个节气的一百二十天，每五日分为一候，共计二十四候，每候对应一种花。比如春分的花信三候是一候海棠，二候梨花，三候木兰。

海棠花

海棠常与玉兰、牡丹、桂花相配植，生成"玉堂富贵"的意境。海棠花有"几经夜雨香犹在，染尽胭脂画不成"的柔媚之姿。海棠果不仅酸甜可口，还有祛风顺气、舒筋止痛、解酒祛痰的功效。

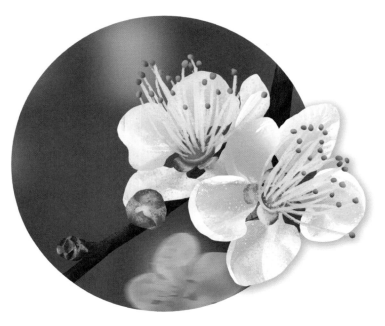

梨花

梨花洁白如雪，清香徐徐。古诗词中多用来表现对青春逝去的惋惜，对美好往事的追忆。梨的果实有很多种，鸭梨、香梨、贡梨、沙梨、水晶梨……大都有生津止渴、润燥化痰的功效，冰糖川贝雪梨汤更是止咳平喘的美味。

辛夷

玉兰

春天去过故宫的人肯定都对宫墙内外盛开的玉兰花印象深刻。明朝的睦石有一首著名的咏玉兰的诗："霓裳片片晚妆新，束素亭亭玉殿春。已向丹霞生浅晕，故将清露作芳尘。"你知道吗？玉兰的花蕾干燥以后，就成了一味重要的中药——辛夷，有祛风散寒、通涩利窍、温通脉络、升清明目的功效。

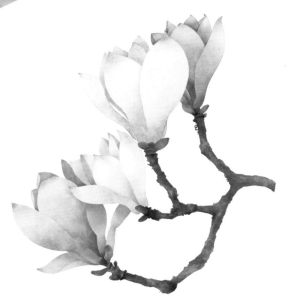

29

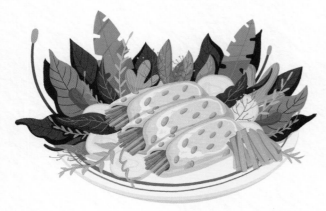

春分时节，中国大江南北都有吃春菜的习俗。咱们从北向南说吧。

在东北，春饼是一定要吃的。在薄如蝉翼的饼里卷上酱肉，再配上炒土豆丝、炒豆芽，非常美味。薄饼摊开就像龙鳞，所以吃春饼也叫"吃龙鳞"，意寓风调雨顺。

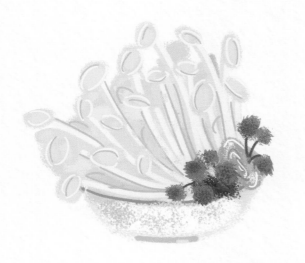

在京津一代，春分时一定要吃豆芽，如果爆炒，就叫"炒掐菜"，如果拿水焯一下凉拌，与酱牛肉等摆在一起，就有个好听的名儿叫"摆春盘"。为什么立春吃豆芽呢？这大概是因为春天来了，人们的味蕾想从一冬天的白菜萝卜里跳出来换换口味。但是，古时候又没有蔬菜大棚，北方在这个时节是很少有时令新鲜蔬菜的，得，先来点水发的鲜苗解解馋吧！豆芽富含膳食纤维，有滋润清热、利尿解毒的功效。

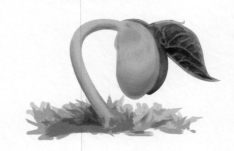

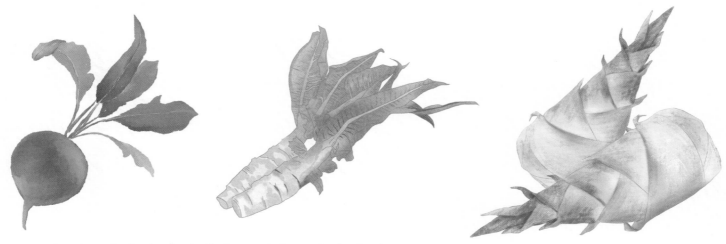

　　扬州人在春分有吃萝卜馅的包子和春卷的习俗。这时吃萝卜，上下通气，解除春乏。

　　在江浙一带，莴苣、笋丝也是常见的春菜。莴苣有利五脏、通经脉、清胃热的功效，春笋则能滋阴凉血、清热化痰、消除积食、防止便秘。

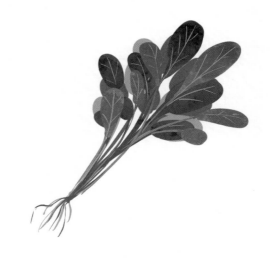

　　在岭南，有一种野苋菜叫"春碧蒿"。到了春分那天，全家出动，采来巴掌长短的嫩菜，与鱼片一起煮汤，叫"滚春汤"，祈求"春汤灌脏，洗涤肝肠，阖家老少，平安健康"。

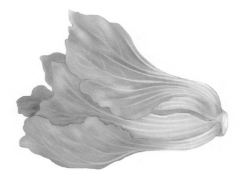

　　到了潮汕一带，春菜是一种特有的青菜，它既有菜心的香甜之气，又有芥菜的辛辣之味，清润可口、清热降燥。

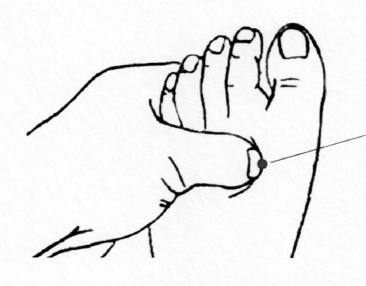

太冲穴

　　位于足背第一、第二跖骨间结合部的前方凹陷中。揉太冲穴可以促进心脏供血，只要把这个总开关打通了，整个肝经的气血都会旺盛。

合谷穴

　　在手背第一、二掌骨间。合谷穴是大肠经的总开关，经常按摩合谷穴可以升清降浊、宣通气血。

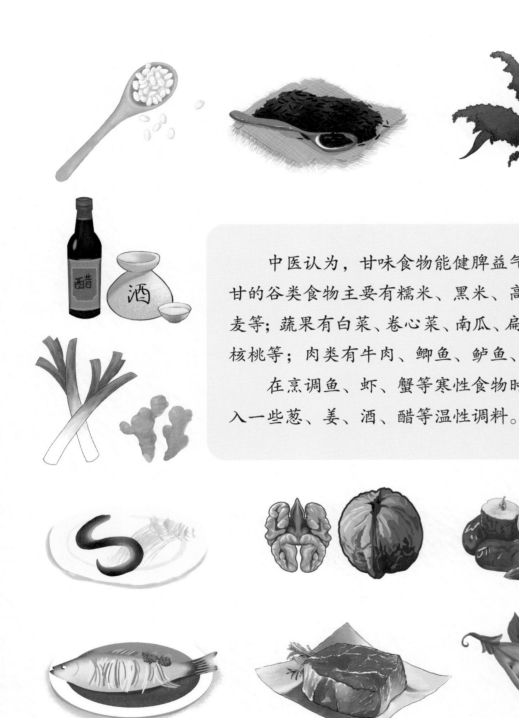

中医认为，甘味食物能健脾益气。性温味甘的谷类食物主要有糯米、黑米、高粱米、燕麦等；蔬果有白菜、卷心菜、南瓜、扁豆、红枣、核桃等；肉类有牛肉、鲫鱼、鲈鱼、黄鳝等。

在烹调鱼、虾、蟹等寒性食物时，最好加入一些葱、姜、酒、醋等温性调料。

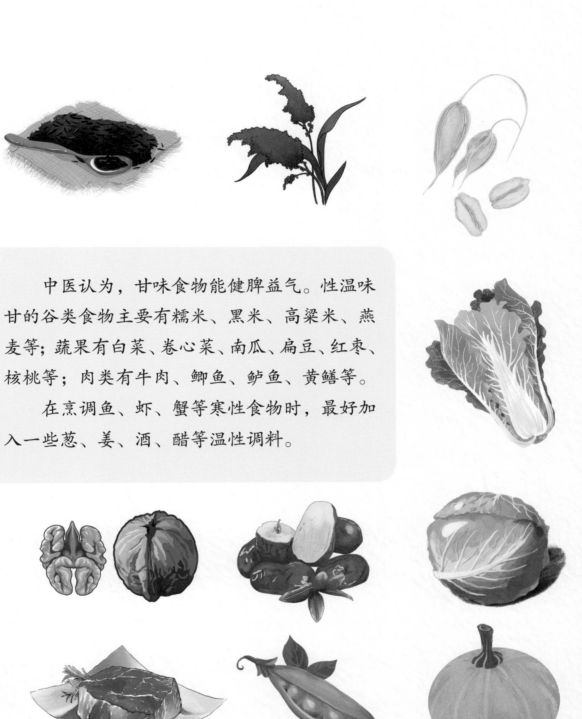

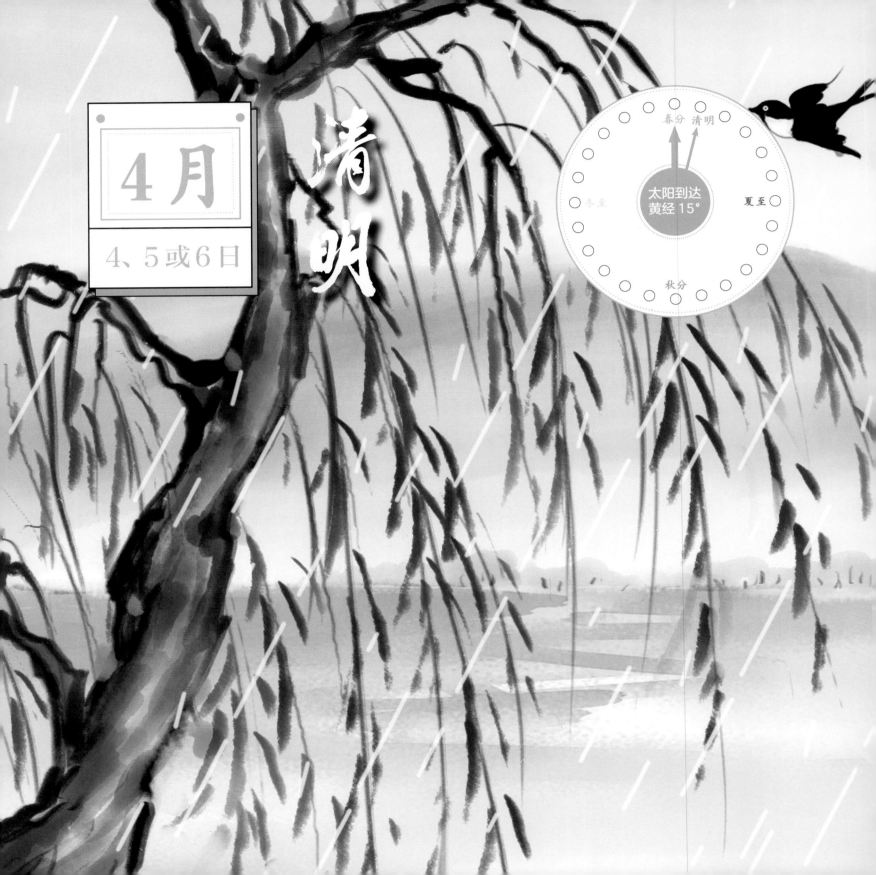

4 月

4、5 或 6 日

清明

太阳到达
黄经 15°

春分 清明
冬至 夏至
秋分

清明节，在仲春与暮春之交。扫墓祭祖与踏青郊游是此时的两大礼俗主题，自古传承，至今不辍。

　　清明有植树的习俗。有人说清明节植树发端于戴柳插柳的风俗。传说唐太宗把柳圈视为护身符与吉祥物，在清明时节赐予文武大臣。唐朝时，普通人家在清明也会在门上插柳枝，以求避邪驱疫。

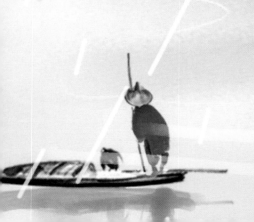

"清明之日桐始华"，桐花可谓清明的标志。在中国古代典籍中，梧桐是一个宽泛的概念，作为清明一候的桐花到底是泡桐花、油桐花还是梧桐花呢？争议颇多。

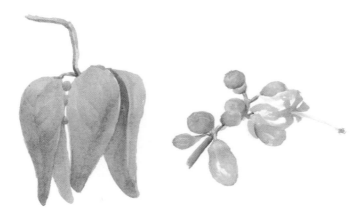

梧桐花 / 青桐花

被呼为桐的树木中，名气最大的当数梧桐（青桐），许多人便以为桐花即梧桐之花。但梧桐花开在夏季，是淡黄绿色的小花，毫不显眼，与古诗中常常描述的烂漫美丽的形象显然不符。

油桐多见于中国南方。从 3 月底开始，油桐在两个星期内迅速长满叶子，接着就满树白花簇簇。二十四节气的划分起源于黄河中下游地区，用南方的一种植物作为三候的代表似乎并不合适。

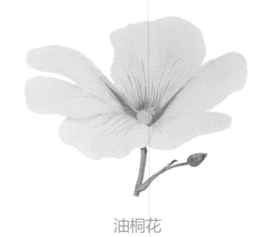

油桐花

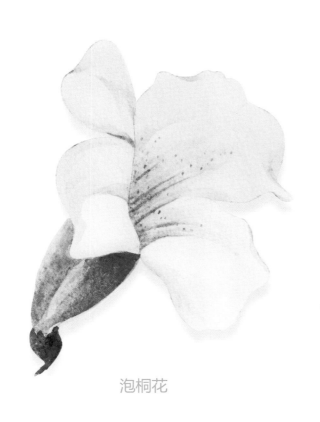

泡桐花

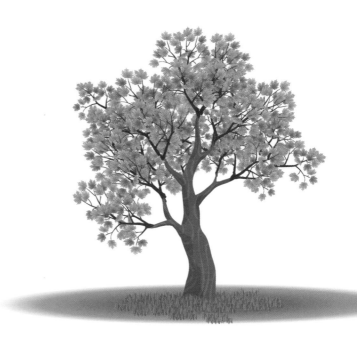

在描写桐花的诗中，常常凸显花的"紫色"，如白居易的"忽见紫桐花怅望，下邽明日是清明"，元稹的"胧月上山馆，紫桐垂好阴"，都从侧面佐证了作为一候的桐花，应该是紫色的泡桐花。

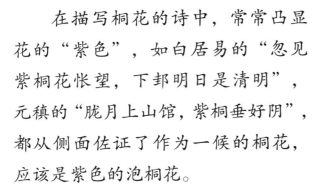

小提示

梧桐与泡桐的科属不同。梧桐属于梧桐科、梧桐属；泡桐属于玄参科、泡桐属。梧桐以叶、花、根、茎皮及种子入药。根、茎皮随时可采，夏季采花，秋季采集种子及叶，分别晒干，可清热解毒、降压祛燥。

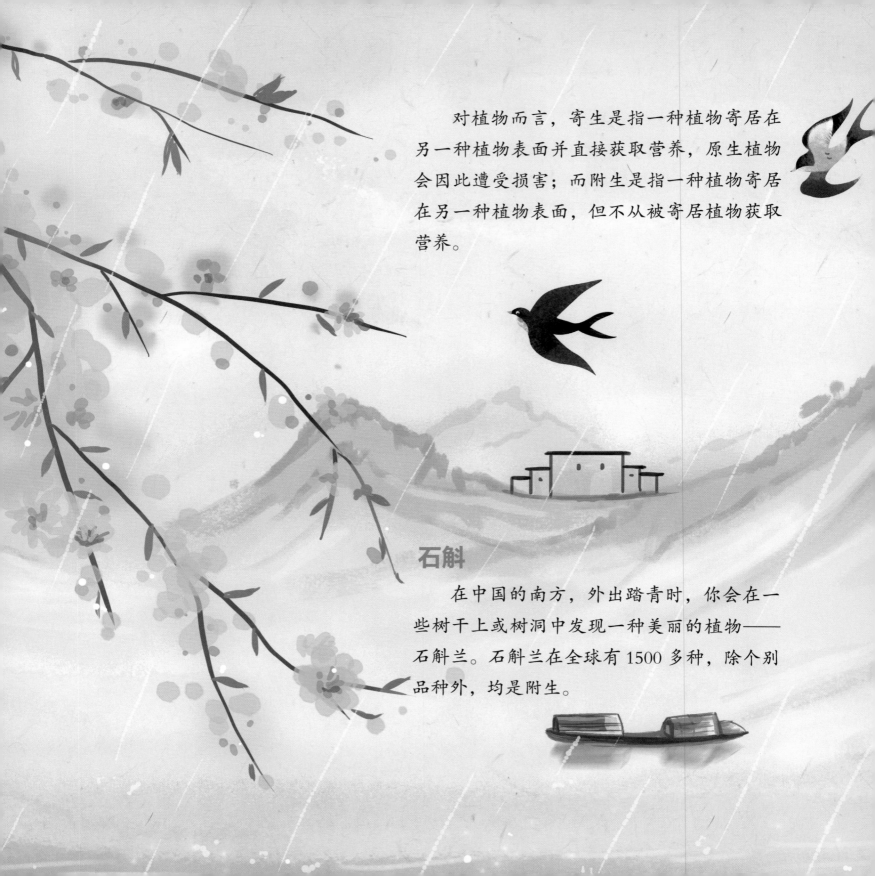

对植物而言，寄生是指一种植物寄居在另一种植物表面并直接获取营养，原生植物会因此遭受损害；而附生是指一种植物寄居在另一种植物表面，但不从被寄居植物获取营养。

石斛

在中国的南方，外出踏青时，你会在一些树干上或树洞中发现一种美丽的植物——石斛兰。石斛兰在全球有1500多种，除个别品种外，均是附生。

1980 年以前，我国仅发现了 57 种石斛属植物，后来增至 76 种。虽然我国石斛的种类仅占全世界的 5% 左右，但在药用开发和利用上，我们一直走在世界前列。

石斛益胃生津，滋阴清热。它与玉竹功能近似，但石斛甘咸而寒，补中有清，玉竹甘平质润，补而不腻。产于浙江雁荡山的老雁山铁皮石斛是石斛中的极品，胶质饱满、个头沉实、久嚼无渣，药效最佳。但老雁山铁皮石斛对生长环境要求极为苛刻，产量极少。

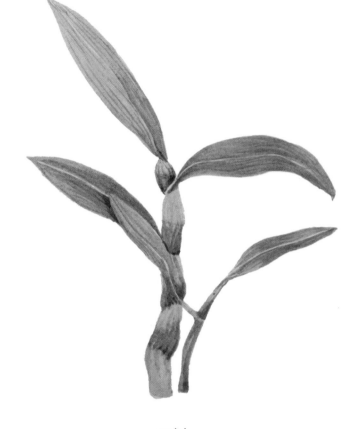

石斛

附生的药材还有石韦、狮子尾、骨碎补等。如果你感兴趣，不妨用你方便的方式去深入了解一下。

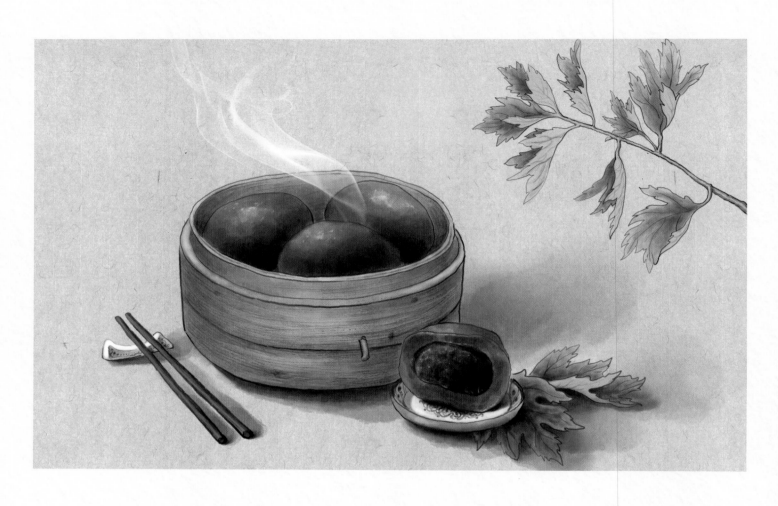

　　青团是清明节的一道传统点心。据考证，青团之称大约始于唐代，至今已有
1 000 多年的历史。

　　古时候人们做青团主要用于祭祀，把艾草的汁液拌进糯米粉做皮儿，再放上
豆沙或者莲蓉馅儿，不甜不腻，清淡悠香。现在，青团的祭祀功能日益淡化，演
变为一种时令小吃。

现在，让我们一起来制作美味的豆沙青团吧！

材料准备：

新鲜艾叶 20 克、水磨糯米粉 100 克、红豆沙馅 150 克、水 90 克、大白菜叶 2 片、香油 2 勺。

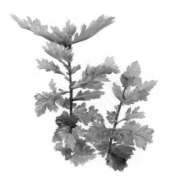

制作步骤：

①把艾叶洗净后放入开水锅内焯烫 2 分钟，捞出艾叶，放入冷水中降温。

②把艾叶放入料理机，加入 90 克水，打成艾叶汁。

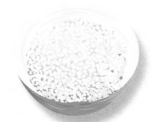

③把艾汁倒入糯米粉，用手揉成均匀的面团。

④把豆沙馅和艾叶面团分别搓条，分成 8 等份并分别搓圆，做成剂子。

⑤取一个艾叶剂子，用手捏成灯盏窝的形状。中间放入豆沙馅，把口收紧，再搓圆。

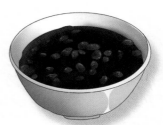

⑥把其它青团依次做好。

⑦把大白菜叶放入开水锅内烫软，然后把白菜叶铺到箅子上。

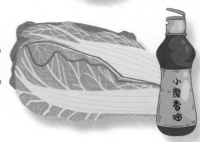

⑧间隔放入做好的青团坯子，加盖烧开后大火蒸 4 ～ 5 分钟。

⑨蒸好的青团出锅后，立即刷一层香油，即可食用。

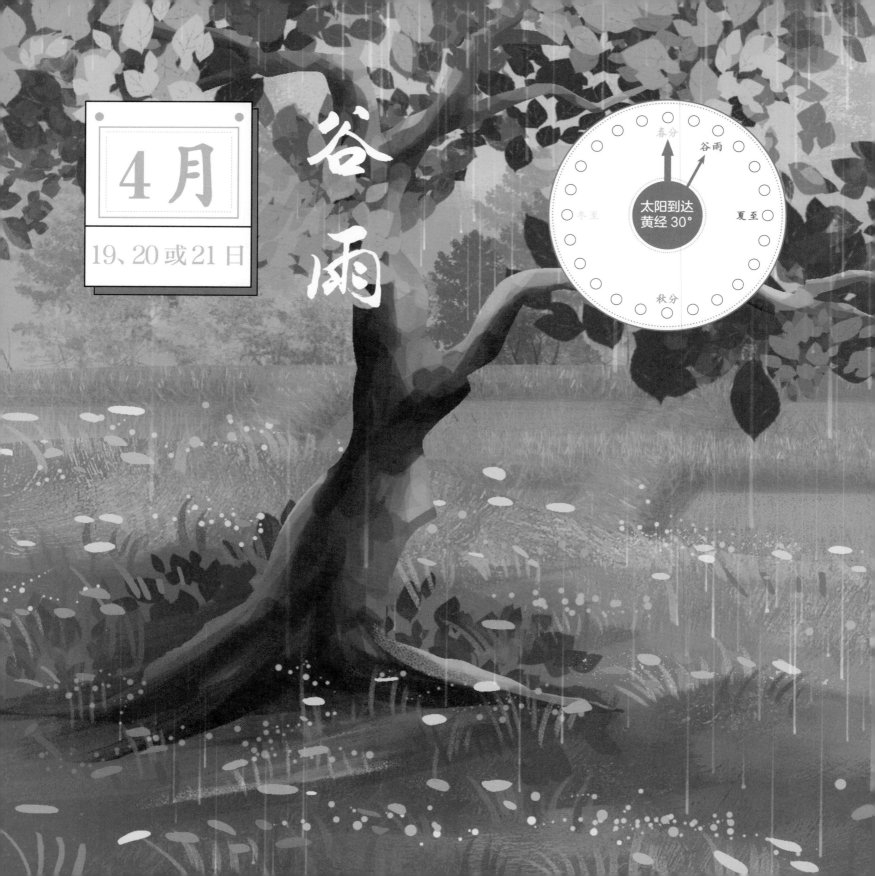

谷雨是"雨生百谷"的意思。这时的西北高原山地，仍是"春雨贵如油"的干季。而在中国南方，已到了采茶的好时节，据说谷雨这天采的茶喝了能清火明目。

中国北方沿海过谷雨节已有两千多年的历史。每年谷雨，是山东荣成的渔民节。这天，渔民隆重举行"祭海"活动，祈求出海平安、鱼虾丰收。

"雨前香椿嫩如丝"，谷雨前后是香椿大量上市的时节。不过，香椿这个东西很奇怪，谷雨之前，叶柄鲜嫩可口，过了这个节气，里面就木化老掉了。

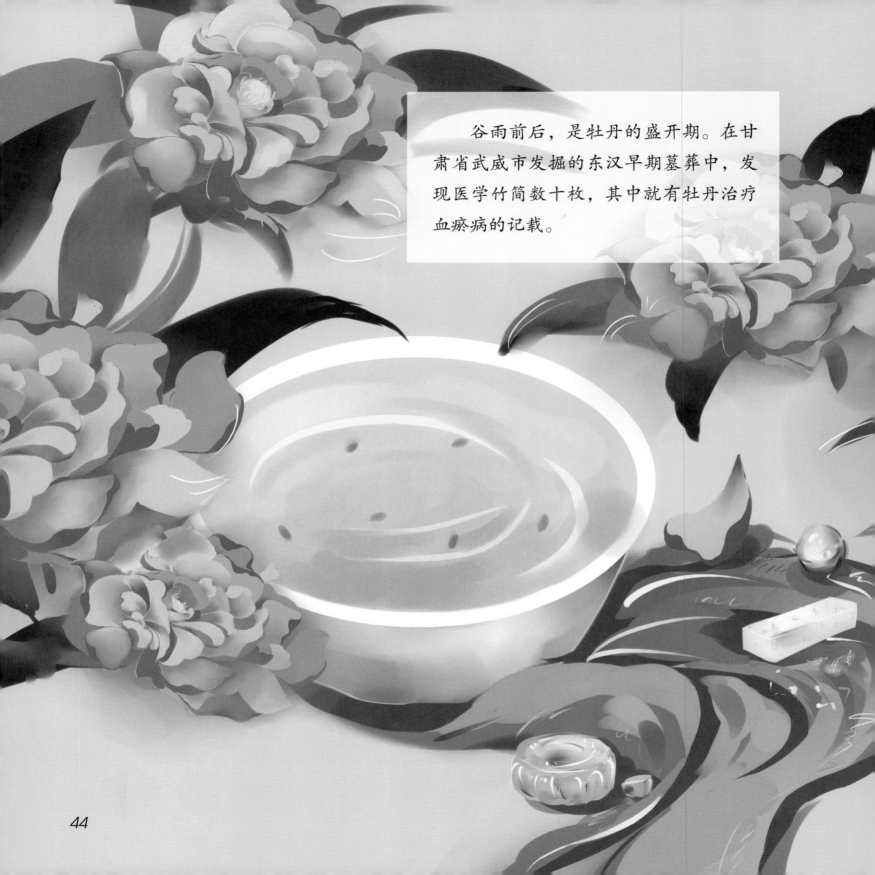

谷雨前后，是牡丹的盛开期。在甘肃省武威市发掘的东汉早期墓葬中，发现医学竹简数十枚，其中就有牡丹治疗血瘀病的记载。

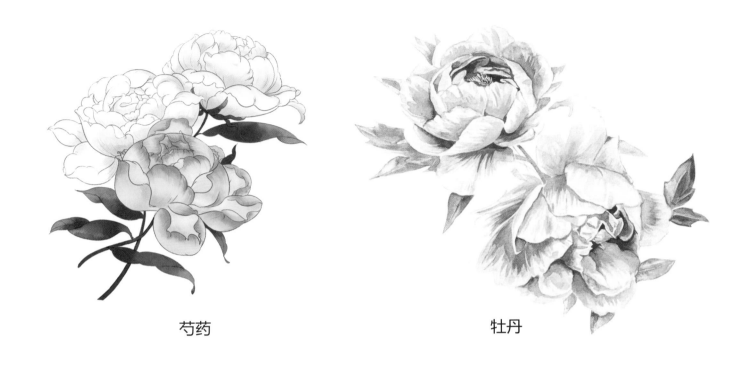

芍药　　　　　　　　　　　　牡丹

　　牡丹和芍药历来并称"花中二绝"，有人比喻说："牡丹为花王，芍药为花相。"种牡丹的地方，一般同时盛产芍药。牡丹与芍药同属毛茛科，芍药属。上古原无牡丹之名，统称芍药，唐武周以后始称木芍药为牡丹。

　　牡丹以根皮入药，称牡丹皮，清热凉血、活血化瘀。芍药以根部入药，红花芍药的根在中药里叫红芍，凉血散瘀，而白花芍药的根在中药里叫白芍，养血敛阴。

　　牡丹与芍药最明显的区别在于外形：牡丹的花一般独朵生于花枝顶端，而芍药的花多数朵顶生或腋生。牡丹的茎为木质，落叶后地上部分不枯死，而芍药的茎为草质，当年的秋末冬初，地上部分枯死，地下根茎第二年仍能长出新的植株。

　　从花期看，牡丹在暮春三月开花，芍药在春末夏初开花，故有"谷雨三朝看牡丹，立夏三朝看芍药"之说。

我是养蚕小专家

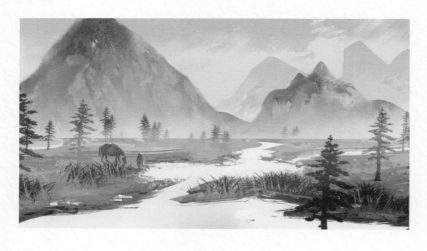

1. "谷雨催秧蚕再眠，采桑女伴罢秋千"，谷雨时节，正是养蚕的好时候。

2. 蚕的一生要经过蚕卵—蚁蚕—熟蚕—蚕茧—蚕蛾，共五十多天的时间。刚从卵中孵化出来的蚕宝宝黑黑的，身上长满细毛，像蚂蚁一样大。

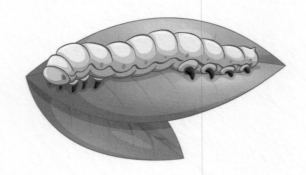

3. 蚕宝宝不断吃桑叶后身体变成白色，一段时间后，它便开始蜕皮。经过四次蜕皮后，蚕宝宝再吃八天桑叶成为熟蚕，开始吐丝结茧。

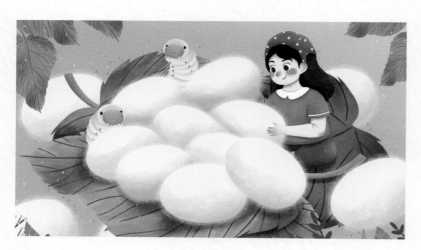

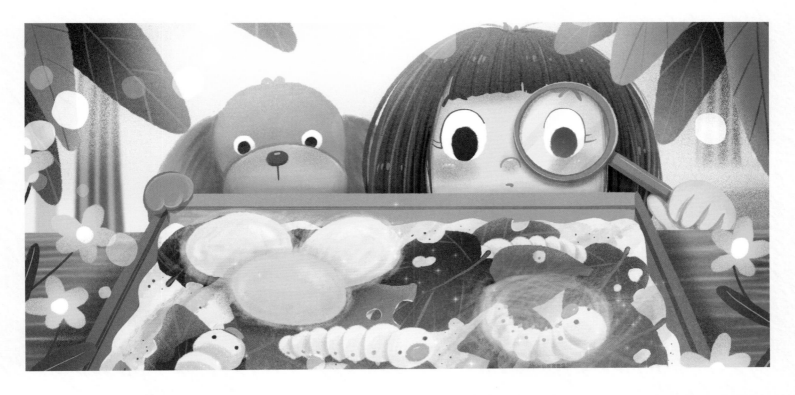

4.两天两夜的时间，蚕才能结成一个茧，做茧的丝竟然有 1 500 米长！

5.蚕的粪便叫"蚕沙"，有和胃化浊、活血通经的功效。

蚕沙可不是唯一能入药的动物粪便。动动小手查一查，中药里常用的望月砂、夜明砂、五灵脂分别是哪些动物的粪便？

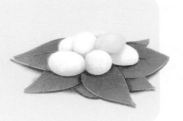

答案：望月砂——野兔的；夜明砂——蝙蝠的；五灵脂——鼯鼠的

我是中医小郎中

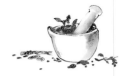

中药采摘小锦囊

中药材的采收，必须在有效成分含量最高的时节进行。很多中医名家早就强调了药物适时采收的重要性。孙思邈《千金要方》云："早则药势未成，晚则盛时已歇。"

不同用药部位的药在采集的时候，要求也大有不同。

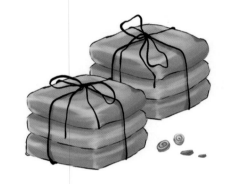

花类

花类药材在花蕾期或开放初期采集最佳。比如，旋复花、菊花要初放时采摘；银花、辛夷花要在含苞待放时采摘；槐花、公丁香、玫瑰花要在花蕾期采摘。花朵完全盛开后，花瓣易脱落，药物有效成分的含量也会降低。

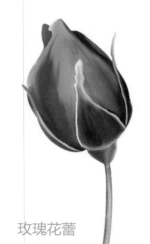

菊花苞

玫瑰花蕾

根和根茎类

大部分根和根茎类的药材，要在植物的秋冬休眠期，或者春季发芽之前采收，因为在地上部分开始生长时，往往会消耗根中贮藏的养分。

不过也有例外。比如，柴胡、防风、明党参就是春天采摘较好，延胡索、半夏、夏天无一般在谷雨和立夏间采挖。

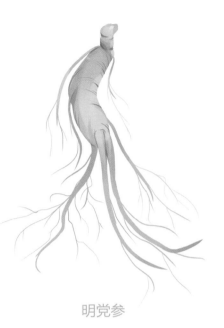

明党参

根皮和树皮类

根皮和树皮类药材，多在清明到夏至时间采集，此时植物体内液汁较多、形成层细胞分裂迅速，树皮易于剥离，同时有效成分含量高。也有少量药材选择在冬季采收，比如牡丹皮、地骨皮等。

需要注意的是，树皮类的中药，采摘的时候一定不要环剥树皮哦！

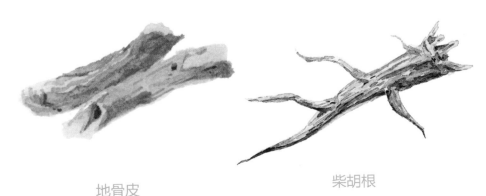

地骨皮　　　　　　柴胡根　　　　　　柴胡

全草类和叶类

全草类药材多在花期采收。叶类药材一般在植物生长最旺盛时采收。也有部分例外，比如，桑叶要经霜后再采收药效更好，枇杷叶、银杏叶则需叶子自然落地后再收集更佳。

果实和种子类

大部分果实类药材在成熟时采集。当然也有少数例外，比如青皮、青梅、枳实等，在未成熟时采收更佳。一些多汁浆果，要及时采收、加工，否则容易腐烂变质。一些干果、蒴果，如果成熟后会开裂散落，应该在成熟以前适时采收。

种子类药材，必须等到完全成熟后方可采收。

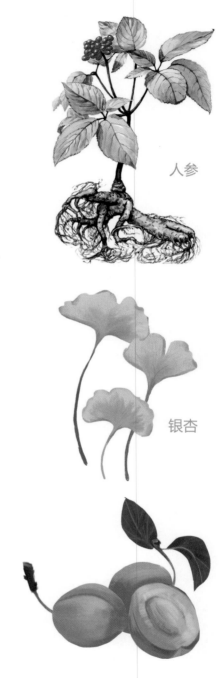

人参

银杏

青梅

菌、藻、孢子类

菌核、藻类、孢子类药材的种类比较多，要按照它们各自的特点采收。比如，茯苓在立秋后采收质量较好，而马勃最好在子实体刚成熟时就采收，采收晚了孢子就飞散殆尽了。

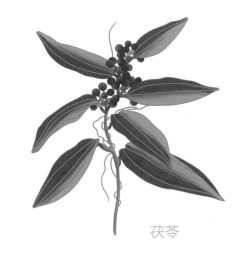

茯苓

动物类

虫类药物，必须要精准掌握它们的孵化发育活动季节。比如，蝉衣要在蝉蜕化之时收集；桑螵蛸应在螳螂还是虫卵的时候收集；蚯蚓在 6 ～ 8 月的活跃期捕捉较好；蜈蚣在清明节前后捕捉较好；有翅的昆虫，清晨露水多的时候易于捕捉；冬眠的动物就在它的休眠期捕捉。

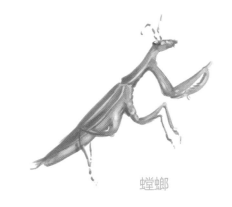

螳螂

矿物类

矿物类药材，则随时可以采收，也可结合开矿进行。但是，药材的采收，应注意保护药源，不要造成生态环境的破坏。

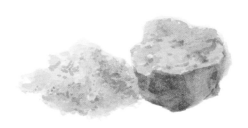

雄黄

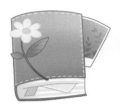

我的自然观察笔记

花儿有它的悲伤，鸟儿也有它的欢喜；蝴蝶努力完成蜕变，种子永远为萌发而蓄势发力……

观察自然，可以让我们所有的感官都活跃起来，从花草到昆虫到树木，从视觉、听觉、触觉再到自己的内心世界，我们的心灵也由此变得更加纯净而明快。

美国海洋生物学家蕾切尔·卡逊说过："那些感受大地之美的人，能从中获得生命的力量，直至一生。"

来吧，让我们一起从小亲近自然，养成随时随地把自己看到的和想到的事情记录下来的习惯。愿这些我们在自然中找寻到的美好时刻，可以不断开阔我们的想象力和创造力，让我们了解发现和探索的意义！

观 察 时 间	公 历		农 历		节 气	
观 察 地 点						
一起观察的同伴						
我 的 观 察 目 标			我 的 观 察 目 的			

我的观察记录 （可以用文字也可以用图片、图画、视频记录）	
我的观察思考	
我的补充研究	

图书在版编目（CIP）数据

藏在中药里的二十四节气 / 刘兵主编 . —济南：山东友谊
出版社 , 2022.8（2025.2 重印）

ISBN 978-7-5516-2583-8

Ⅰ . ①藏… Ⅱ . ①刘… Ⅲ . ①中药学- 少儿读物②二十四
节气- 少儿读物 Ⅳ . ① R28-49 ② P462-49

中国版本图书馆 CIP 数据核字 (2022) 第 116895 号

藏在中药里的二十四节气

CANGZAI ZHONGYAO LI DE
ERSHISI JIEQI

策划统筹：何慧颖　王　震

责任编辑：肖　静　刘一凡

装帧设计：刘一凡

特约创意：郑国栋　徐建明

特约审稿：李昆仑　胡　博　边保京

特约绘画：蒿芙蓉　郑　爽

主管单位：山东出版传媒股份有限公司
出版发行：山东友谊出版社
　　　　　地址：济南市英雄山路 189 号　邮政编码：250002
　　　　　电话：出版管理部（0531）82098756
　　　　　　　　发行综合部（0531）82705187
　　　　　网址：www.sdyouyi.com.cn
印　　刷：鹤山雅图仕印刷有限公司

开本：710mm×1000mm　1/12
印张：18　　　　　　字数：225 千字
版次：2022 年 8 月第 1 版　印次：2025 年 2 月第 4 次印刷
定价：192.00 元（全四册）

藏在
中药里的
二十四节气

总主编 刘 兵

文/朱在卿 朱润荷 图/刘一凡

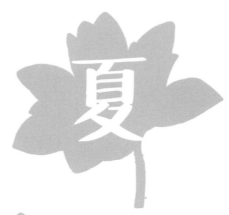

夏

山东友谊出版社·济南

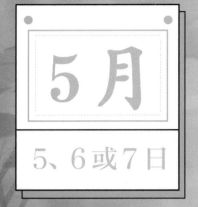

5月

5、6 或 7 日

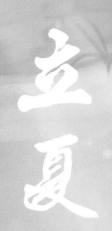

立夏

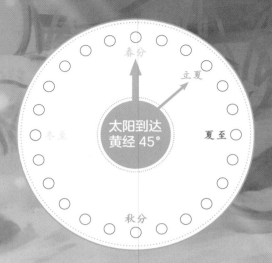

太阳到达黄经 45°

春分　立夏　夏至　秋分　冬至

　　立夏的"夏"是"大"的意思，指春天播种的植物已经直立长大。立夏以后，无论南方还是北方，温度都明显升高，雷雨增多，农作物进入生长旺季。

　　立夏还有一个明显的标志：青蛙开始鸣叫。此时的夜晚，蛙声此起彼伏。

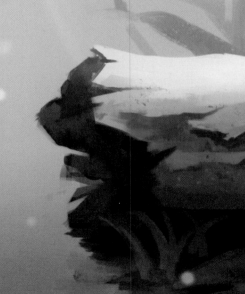

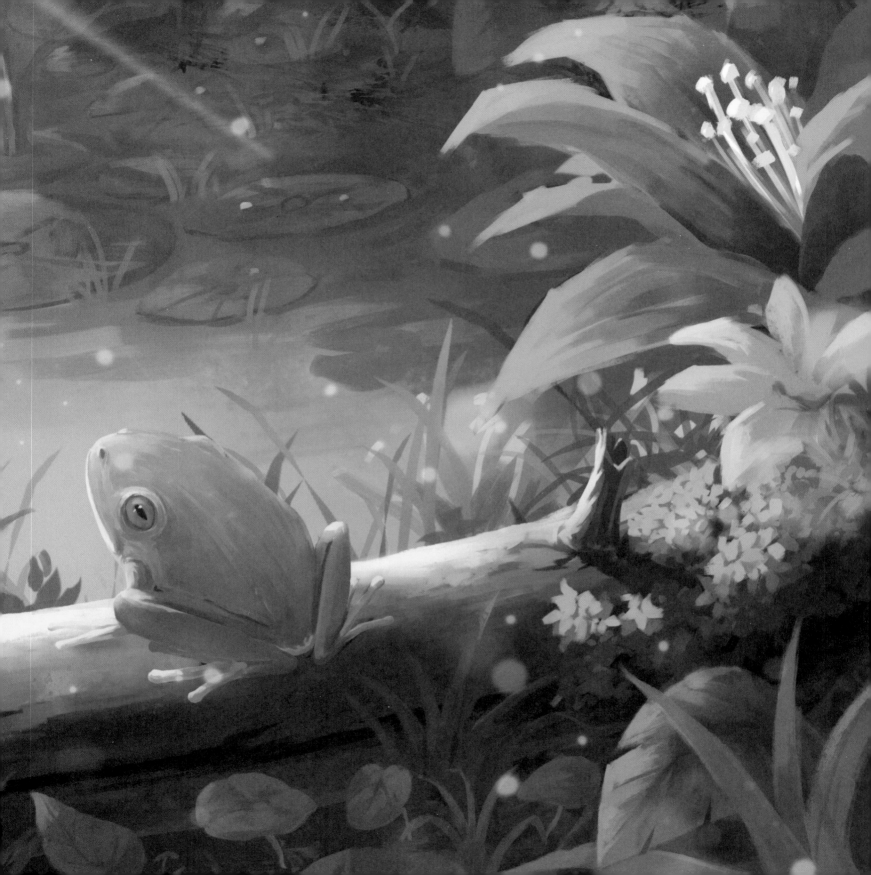

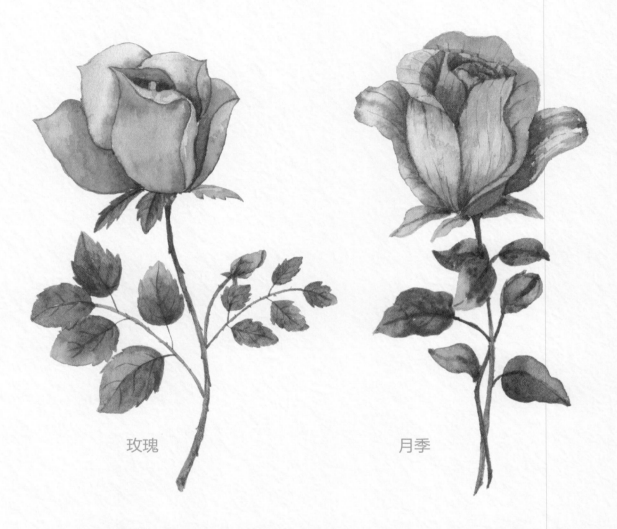

玫瑰　　　　　　　　月季

	玫 瑰	月 季
叶	多	少
刺	多、小、密	大而少
花	小且颜色少，花柄较短	大且颜色多样，花柄较长
花期	夏季	四季

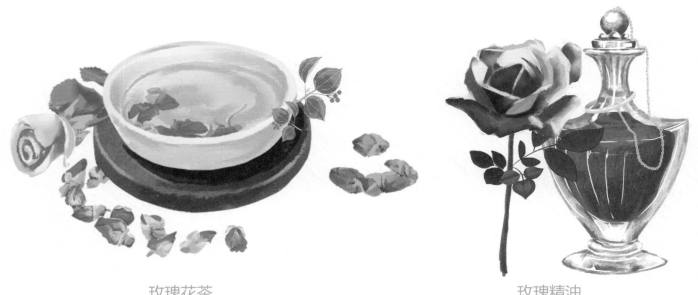

玫瑰花茶　　　　　　　　　　　　玫瑰精油

玫瑰

　　玫瑰是爱情的象征。可是你知道吗？花店里的"玫瑰"，十有八九是用月季冒充的，因为玫瑰一年才开一次，北方的花期在五六月份。真正的玫瑰大都提炼精油、香料和入药用了。

　　玫瑰花有理气、活血、收敛等作用，用玫瑰花瓣提取的玫瑰精油柔肝醒胃、舒气活血，可以改善皮肤质地，促进血液循环及新陈代谢。

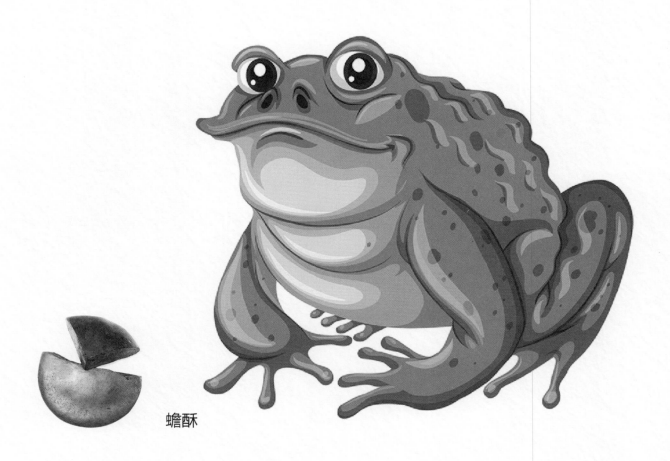

蟾酥

蟾蜍

　　蟾蜍俗称"癞蛤蟆"。你知道吗？其貌不扬的癞蛤蟆可全身都是宝呢！它身上那些大大小小的疙瘩是皮脂腺，这些腺体分泌的白色毒液，是制作蟾酥的原料。蟾酥有解毒、消肿、强心、止痛的功效，是国家明令禁止出境的名贵中药。

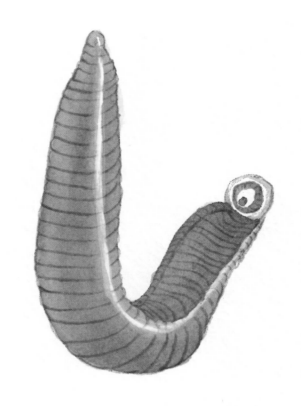

水蛭

　　水塘里有一种不讨喜的动物叫水蛭，俗称"蚂蟥"。夏天下河摸鱼，腿被水蛭吸是常有的事。水蛭的口腔中长着三个颚，一个颚在背面，两个颚在侧面，呈三角形。颚面上还长有细齿，一旦遇到猎物，水蛭就会用头部强有力的小吸盘吸在对方身上，用数百颗细碎的牙齿咬开对方皮肤。在撕咬的过程中，它的体内还会分泌一种高效麻醉剂，减轻被攻击者的痛觉。

　　在中国，水蛭被用作药物大约已有一千年的历史。《神农本草经》记载，水蛭"主逐恶血、瘀血，破血瘕积聚"；李时珍也认为，水蛭有通血、通经、消积散结、消肿解毒的功效。

你还知道哪些生活在淡水里的动物可以入药？

鱼腥草拌莴笋

[配料] 鱼腥草 50 克，莴笋 250 克，大蒜、葱各 10 克，姜、食盐、酱油、醋、味精、香油各适量。

[做法] 鱼腥草洗净、切段，焯水后加食盐腌渍。莴笋切成丝，用少许盐腌。将莴笋丝、鱼腥草放在盘内，加入酱油、味精、醋、葱花、姜末、蒜末搅拌均匀，淋上香油即成。

[功效] 清热解毒，利湿祛痰。

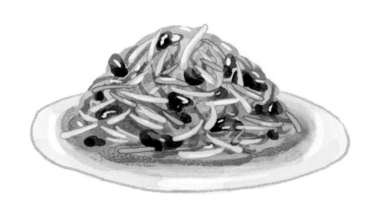

荷豆陈皮麻鸭汤

[配料] 鸭 100 克、藕 30 克、火腿 20 克、荷叶（鲜）5 克、白扁豆 5 克、陈皮 5 克、姜一块。

[做法] 麻鸭切块后焯水，荷叶洗净切成方形后焯水，藕切成滚刀块，火腿、陈皮切丝，姜切片，白扁豆泡软。用砂锅加清水烧开，加入上述食材，烧开后加入酱油、白胡椒粉、白酒、盐等调料，去浮沫，改小火，盖好盖子，炖 60 分钟至鸭肉脱骨后出锅。口味咸鲜。

[功效] 清热消暑，生津止渴，健脾利湿，行气和胃。

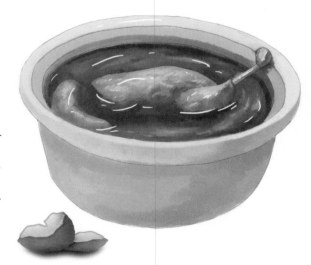

陈皮

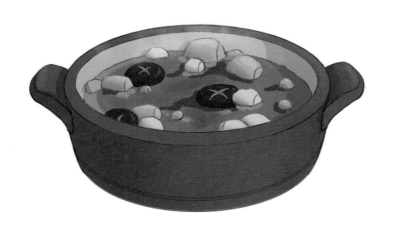

蘑菇干贝汤

[配料] 蘑菇25克、小白菜50克、碎干贝10克、高汤2碗、盐少许。

[做法] 蘑菇洗净切片，小白菜洗净切成小段，碎干贝泡水约3小时。将高汤倒入锅中，加入蘑菇、小白菜及碎干贝，开火煮滚，接着加入少许盐调味即可。

[功效] 宣肺解表，益气安神，消痰化浊，滋阴补肾。对夏季常见的心烦、胸闷等症状有效。

栀子桔梗薄荷茶

[配料] 栀子0.3克、桔梗0.6克、薄荷0.3克、百合0.3克、桑叶0.5克、酸枣仁1克、菊花0.3克、甘草0.3克。

[做法] 将上述材料加入沸水焖泡约20分钟，再反复冲泡至味淡，每日一剂。

[功效] 清热解表，宁心安神。适用于咽喉肿痛、手心多汗、烦躁易怒等症。

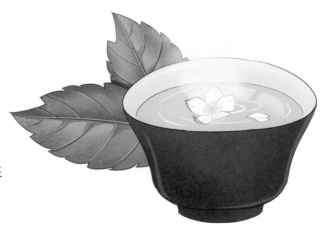

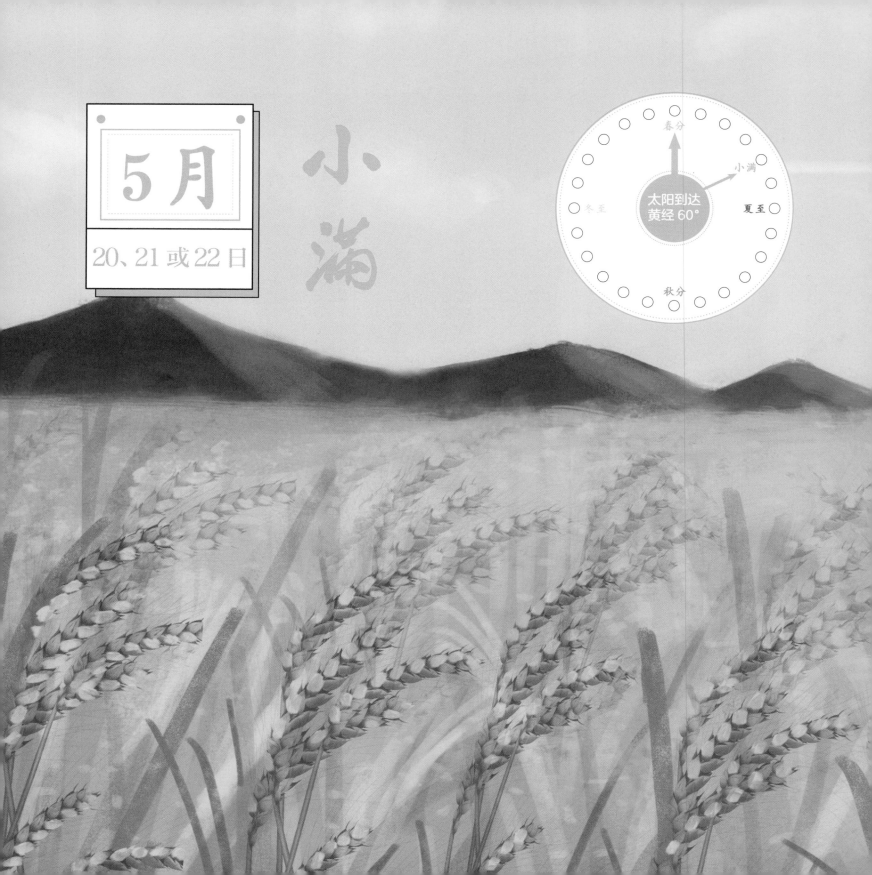

5 月

20、21 或 22 日

小满

太阳到达
黄经 60°

春分

小满

冬至

夏至

秋分

小满后，天气渐渐由暖变热，降水也逐渐增多，民谚有"小满小满，江河渐满"的说法。在中国北方，麦类等夏熟作物虽然还没有完全成熟但已籽粒饱满。在中国南方，则到了杜甫描写的"榉柳枝枝弱，枇杷树树香"的时节，中稻全面栽插，农事繁忙。

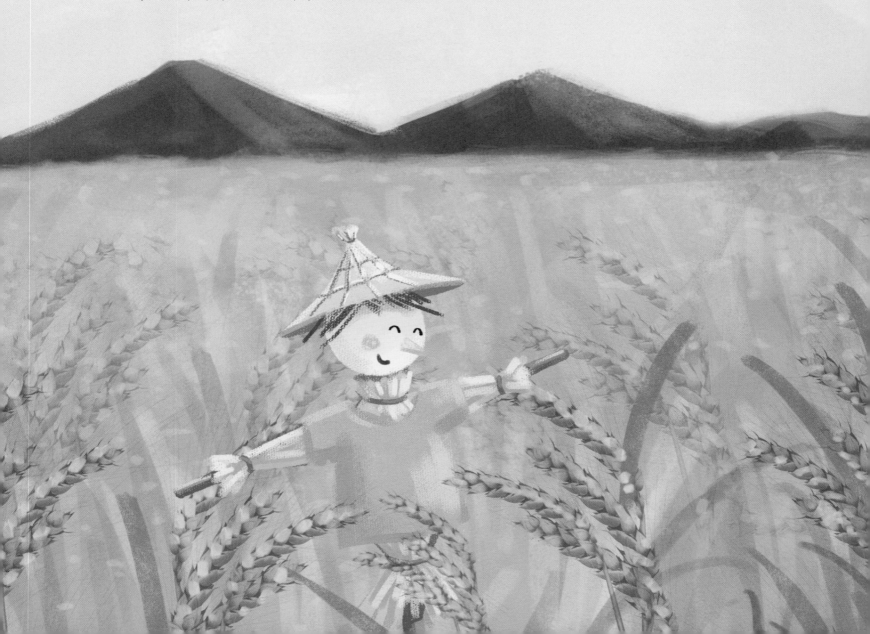

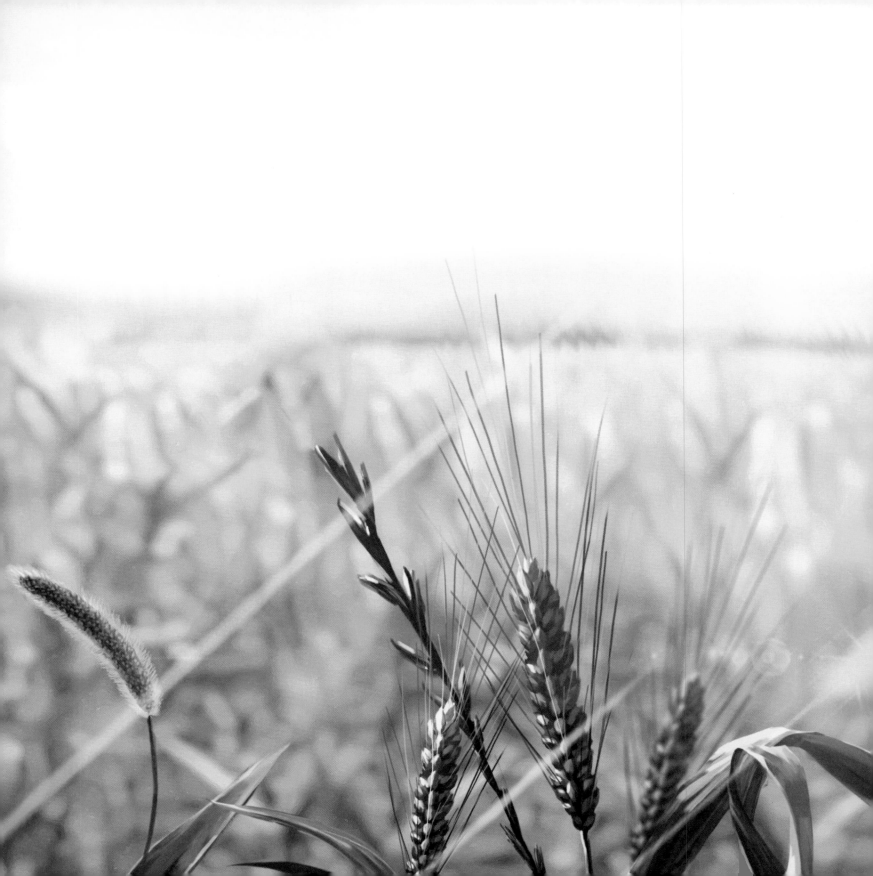

小麦，是小满节气中国北方最具标志性的植物。小满的满，其中一个含义就是指小麦的麦仁已经初步饱满。你知道吗？在中医范畴里，小麦还是一味良药呢！

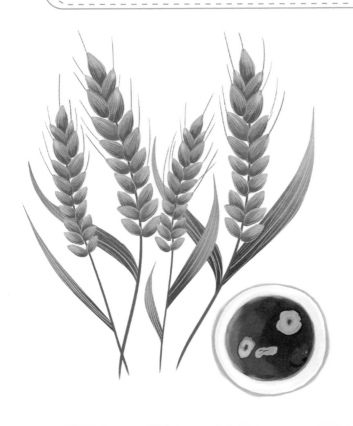

小麦

中医认为，小麦入心经，有补心气、敛汗、益肾、除热、止渴的作用。但是，新麦与陈麦、颗粒饱满与不饱满的，性味都不同。颗粒饱满的叫小麦，颗粒干瘪的叫浮麦。新麦性热，陈麦平和，小麦性温，浮麦性甘凉。传统名方甘麦大枣汤只有简单的三味药：甘草12克，淮小麦18克，去核大枣9枚，放入锅内加水煮沸后即可饮用，有助于消除心悸烦躁、睡眠不佳等症状。

还有很多粮食类作物也入药，比如，麦芽就是将大麦粒用水浸泡后搒芽炮制的，玉米须可以降血脂、降血压、降血糖，薏米有消肿利湿的作用，等等。你生活的地方都有哪些有药用价值的粮食作物？和大家分享一下吧。

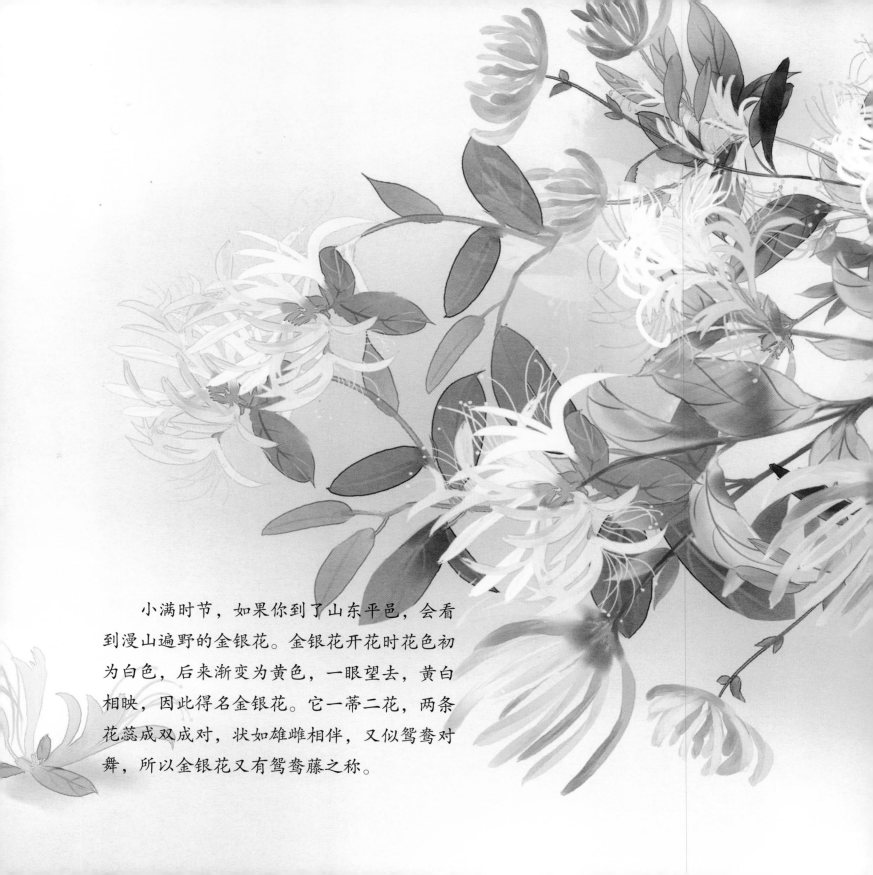

　　小满时节，如果你到了山东平邑，会看到漫山遍野的金银花。金银花开花时花色初为白色，后来渐变为黄色，一眼望去，黄白相映，因此得名金银花。它一蒂二花，两条花蕊成双成对，状如雄雌相伴，又似鸳鸯对舞，所以金银花又有鸳鸯藤之称。

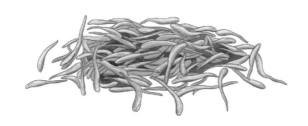

晒干的金银花

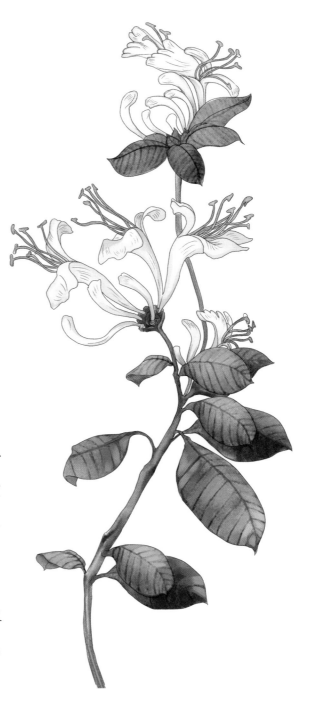

金银花

　　金银花自古被誉为清热解毒的良药。它甘寒清热而不伤胃，芳香透达又可祛邪，既能宣散风热，还善清解血毒，用于治疗各种热性病，如热毒疮痈、咽喉肿痛等。

　　金银花的根系发达，适应性很强，山坡、梯田、地堰、堤坝、瘠薄的丘陵都可栽培，故农谚讲："涝死庄稼旱死草，冻死石榴晒伤瓜，不会影响金银花。"

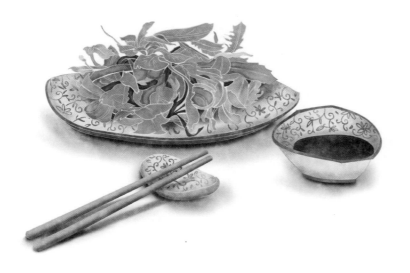

《周书》云：小满之日苦菜秀。小满节气有吃苦菜的习俗。《本草纲目》记载，苦菜清热、凉血、解毒，古人还用它醒酒。中药里的败酱草就是苦菜的一种。

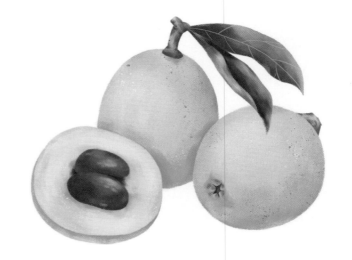

枇杷果酸甜可口，一般在小满前后上市。枇杷叶晒干后入药，有化痰止咳、和胃降逆的功效。止咳的中成药中，很多含有枇杷叶的成分，如川贝枇杷露、川贝枇杷糖浆等。

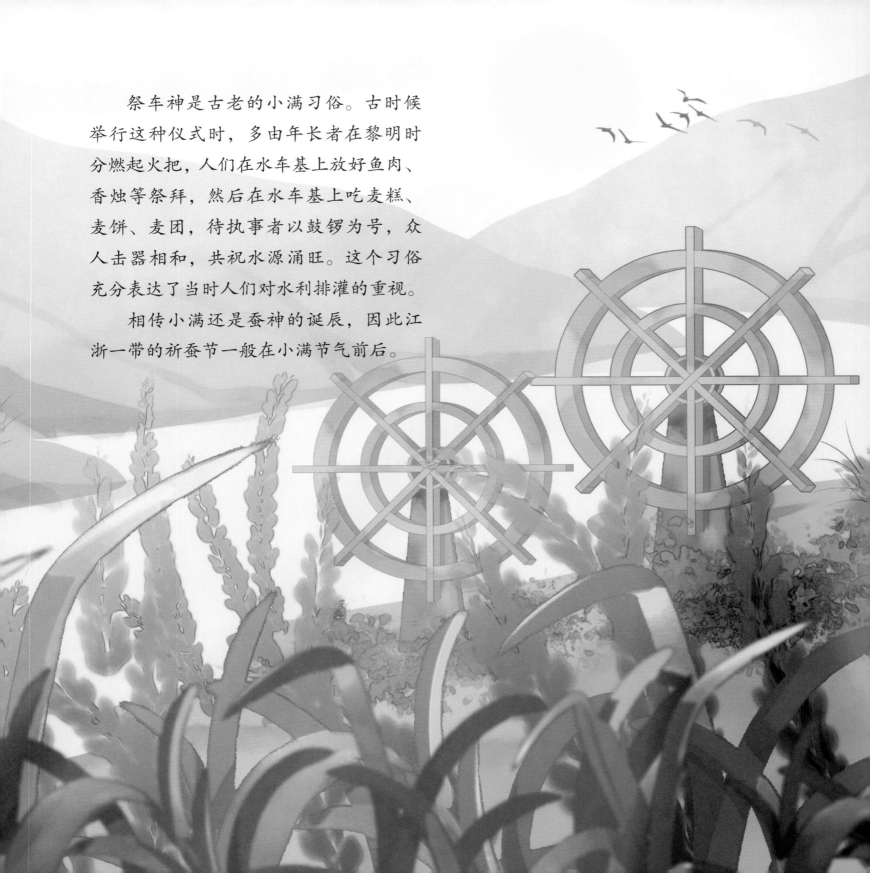

　　祭车神是古老的小满习俗。古时候举行这种仪式时，多由年长者在黎明时分燃起火把，人们在水车基上放好鱼肉、香烛等祭拜，然后在水车基上吃麦糕、麦饼、麦团，待执事者以鼓锣为号，众人击器相和，共祝水源涌旺。这个习俗充分表达了当时人们对水利排灌的重视。

　　相传小满还是蚕神的诞辰，因此江浙一带的祈蚕节一般在小满节气前后。

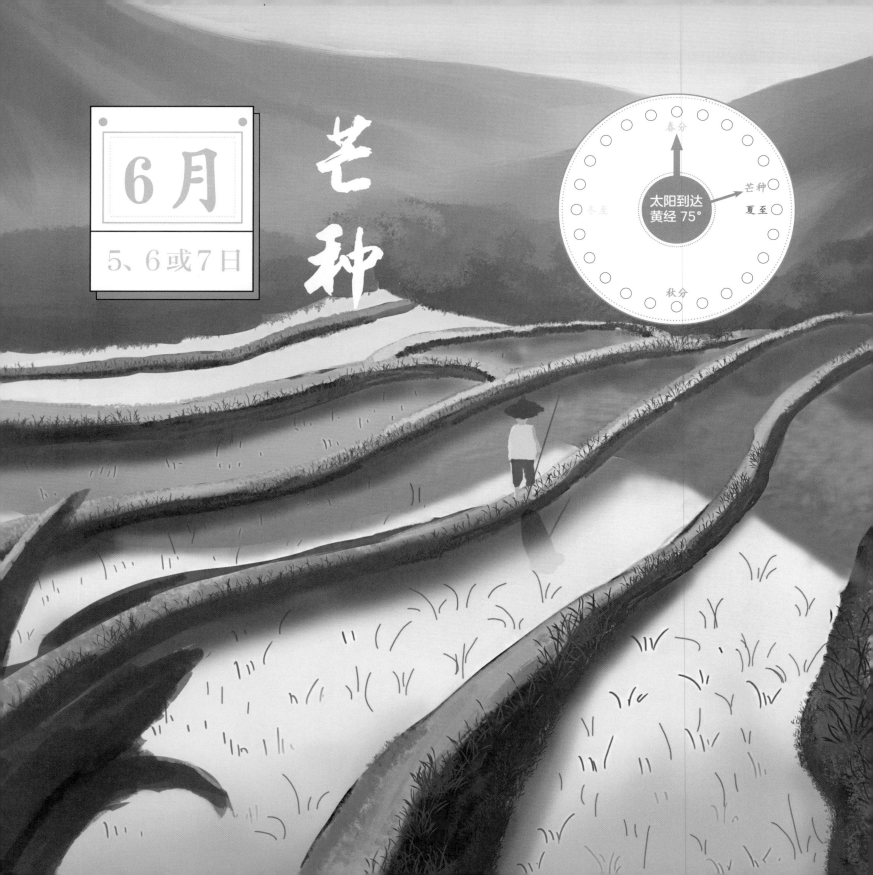

6月

5、6或7日

芒种

太阳到达
黄经 75°

春分
芒种
夏至
冬至
秋分

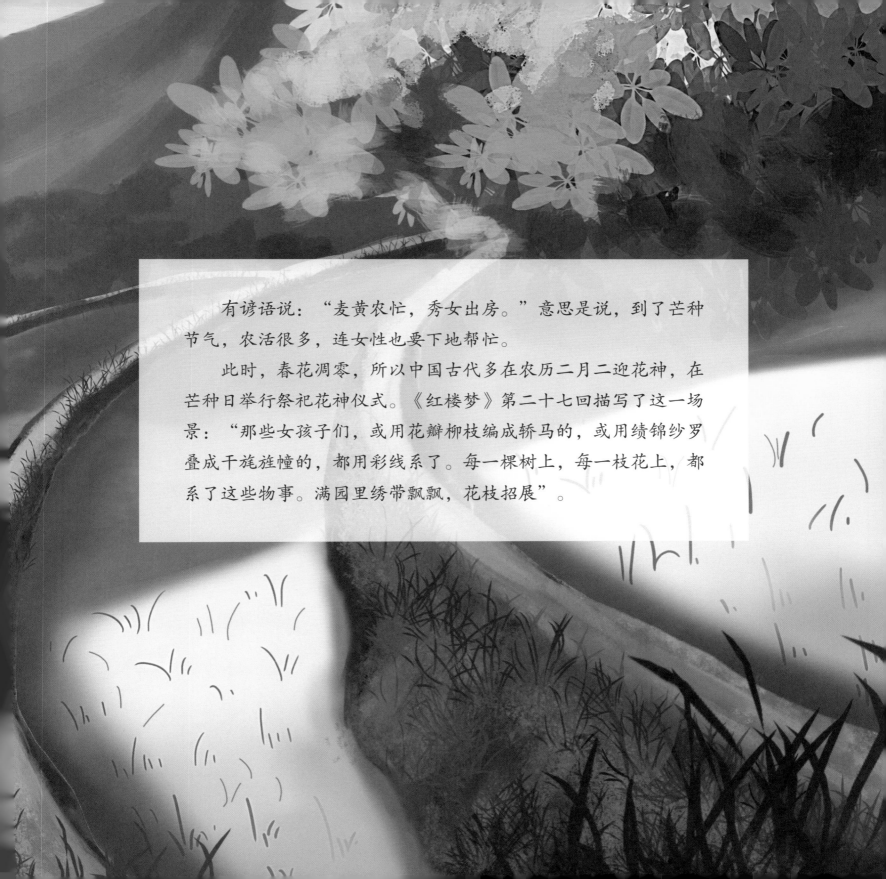

　　有谚语说："麦黄农忙，秀女出房。"意思是说，到了芒种节气，农活很多，连女性也要下地帮忙。

　　此时，春花凋零，所以中国古代多在农历二月二迎花神，在芒种日举行祭祀花神仪式。《红楼梦》第二十七回描写了这一场景："那些女孩子们，或用花瓣柳枝编成轿马的，或用绫锦纱罗叠成干旄旌幢的，都用彩线系了。每一棵树上，每一枝花上，都系了这些物事。满园里绣带飘飘，花枝招展"。

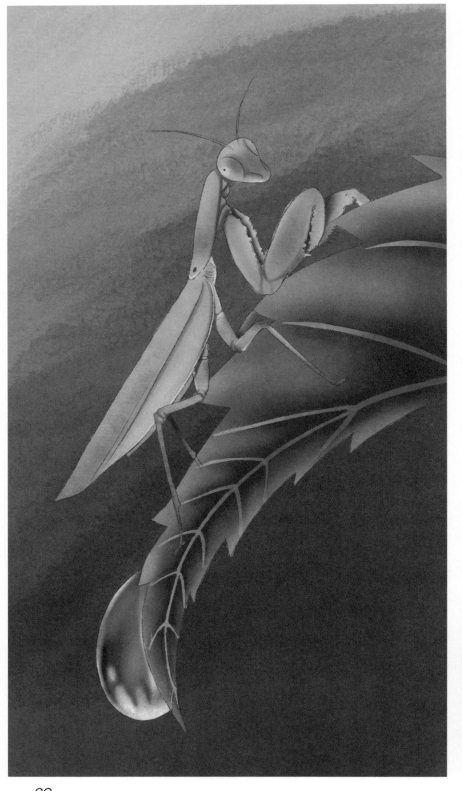

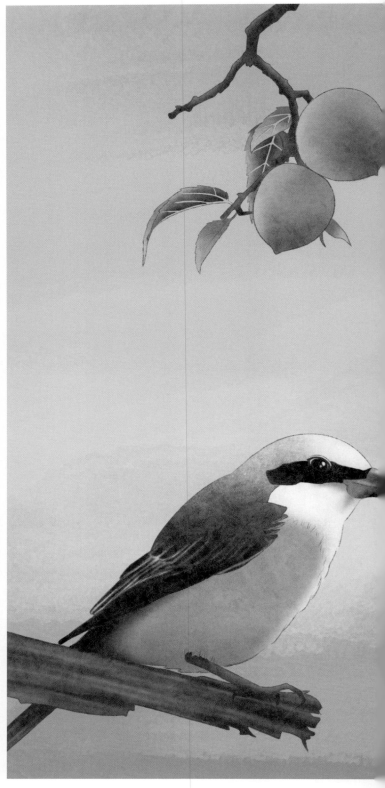

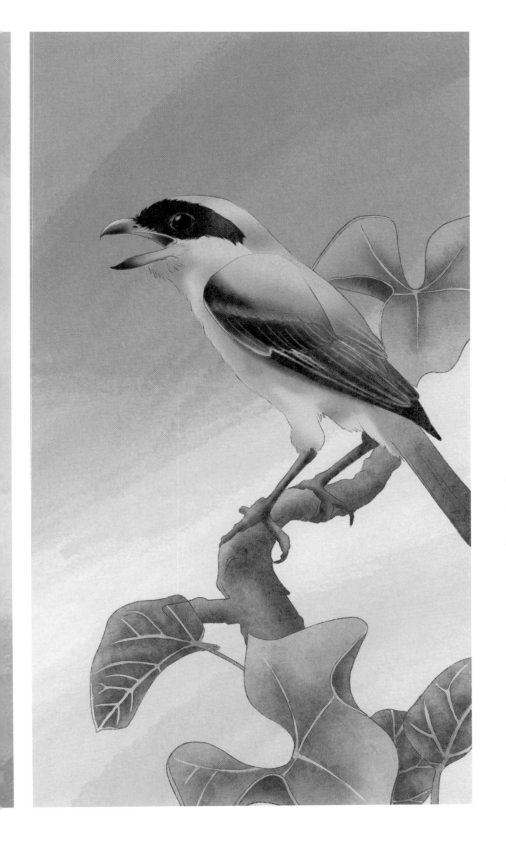

　　在这一节气中，阴气初生，小螳螂因感受到阴气上升破壳而生，喜阴的伯劳鸟也感阴而鸣。与此相反，能够学习其他鸟鸣叫的反舌鸟，却因感应到了阴气乍现而停止鸣叫。

　　螳螂，又名刀螂，是肉食性昆虫，可捕食40余种害虫。它一般将卵产在树枝表面，虫卵会形成坚硬的卵鞘，中药称"桑螵蛸"或"螵蛸"，有补肾固精的作用。

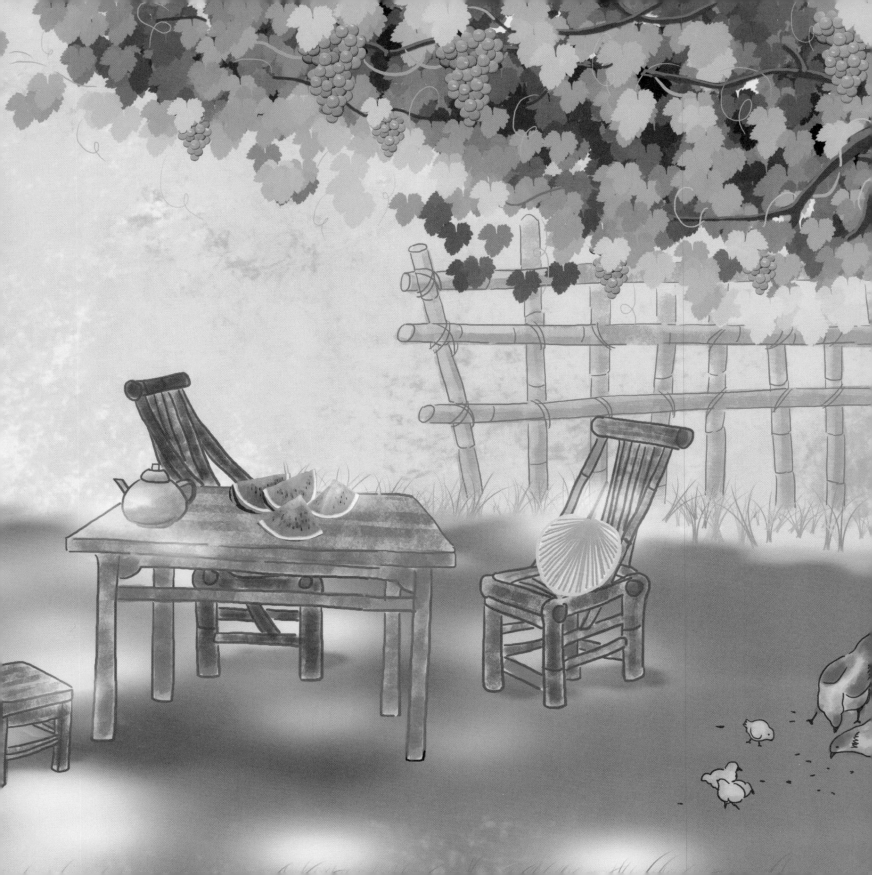

王瓜

多年生草质藤本植物，在我国华东、华中、华南和西南均有分布。果实卵圆形，5～8月开花，8～11月结果，其果实、种子、根均可供药用，具有清热、生津、化瘀、通乳之功效。

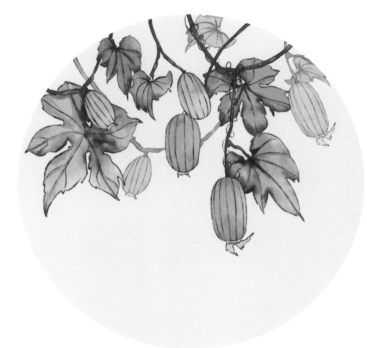

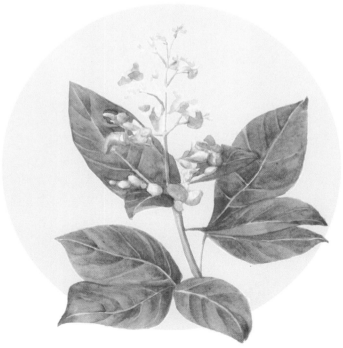

蔓荆子

六七月份，漫步在海滩，你还经常会看到一种叫蔓荆子的植物。蔓荆子是落叶灌木，植株呈藤状，可绵延20余米。蔓荆子开花的时候，散发出一种幽香，所以人们又把它叫作"香姑娘"。蔓荆子可以固定沙地，它的果实味辛、苦，性微寒，具有疏散风热、清利头目的功效。

你还知道哪些爬藤状的中药植物？

芒种时节，气温逐渐升高，昼长夜短，这个时候，"暑易入心"，人们应该尤其加强对心脏和情志的调养。

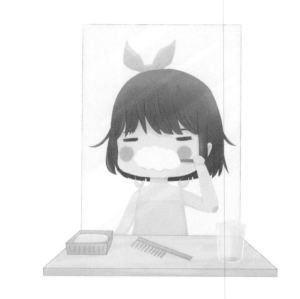

防暑养心

　　早睡早起，午睡补眠，保持神清气和、心情愉快。

饮食清淡

　　饮食要清淡、易消化，可多吃一些清热利湿、生津祛火的食物，比如苦瓜、冬瓜、桃、桑葚、西红柿、黄瓜等。

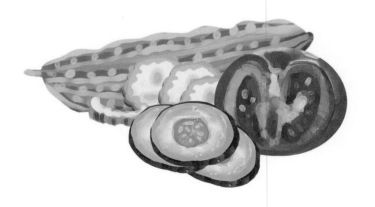

适度锻炼

芒种时节，雨量多，空气的湿度也大，由此人体的湿邪之气也加重。适度锻炼，多拍打小腿外侧的足三里等穴位，有助于气血流通，防治风湿痹痛。

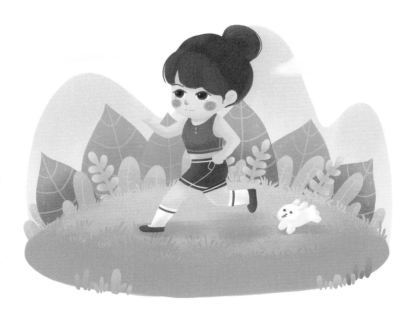

冬病夏治

冬病夏治的说法源于《黄帝内经》中"春夏养阳"的理论，明清时期就已经成型。对于一些在冬季容易发生或加重的疾病，在夏季给予针对性的治疗，可提高机体的抗病能力。这是中医学"天人合一"的整体观和"未病先防"的疾病预防观的具体运用。

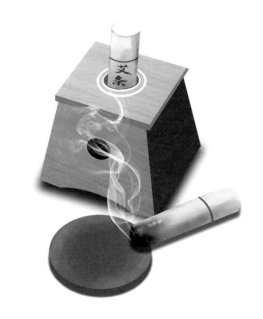

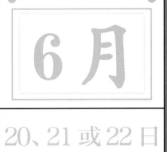

6 月

20、21 或 22 日

夏至

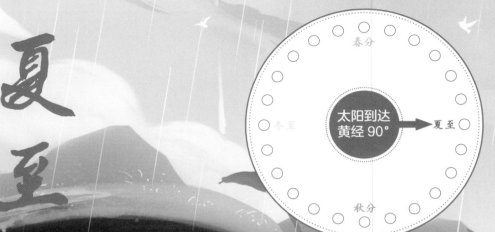

春分

冬至

太阳到达黄经 90°

夏至

秋分

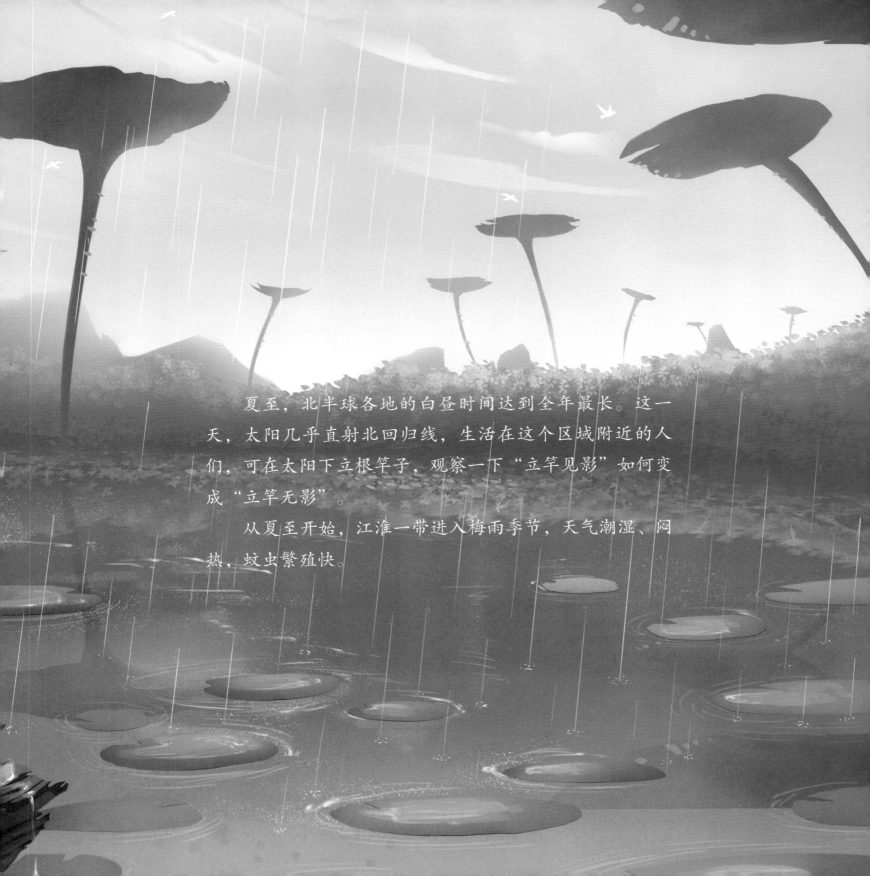

夏至，北半球各地的白昼时间达到全年最长。这一天，太阳几乎直射北回归线，生活在这个区域附近的人们，可在太阳下立根竿子，观察一下"立竿见影"如何变成"立竿无影"。

从夏至开始，江淮一带进入梅雨季节，天气潮湿、闷热，蚊虫繁殖快。

夏至的三候很有特点：一候鹿角解，二候蝉始鸣，三候半夏生。在中医文化范畴里，这三候体现的都是阴阳的交替。麋与鹿虽属同科，但古人认为，鹿属阳而麋属阴。夏至日阴气上升而阳气始衰，所以阳性的鹿角便开始脱落。夏至之后，雄性的知了也因为感知到阴气上升而竭力鸣叫。半夏是一种喜阴的药草，仲夏之后，开始在沼泽地或水田中生长。由此可见，夏至以后，喜阴的生物不断出现，而阳性的生物则开始衰退。

鹿

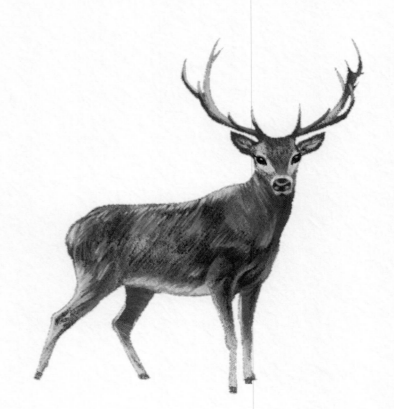

　　鹿是我国传统的名贵药用动物，汉代文献就有"鹿身百宝"的说法。《本草纲目》记载，鹿茸、鹿角、鹿血甚至鹿骨等都可入药。

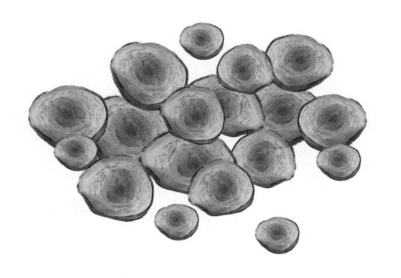

鹿茸

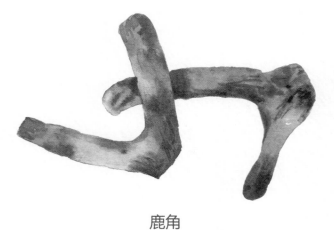

鹿角

除了鹿茸、鹿角以外，羚羊角、犀牛角、水牛角等也都有较高的药用价值。但是，现在很多动物**已成为濒危保护动物**，它们的角自然也就不能药用了。如果感兴趣的话，不妨从文献资料里去了解它们的妙用。

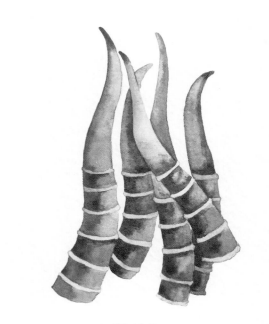

羚羊角

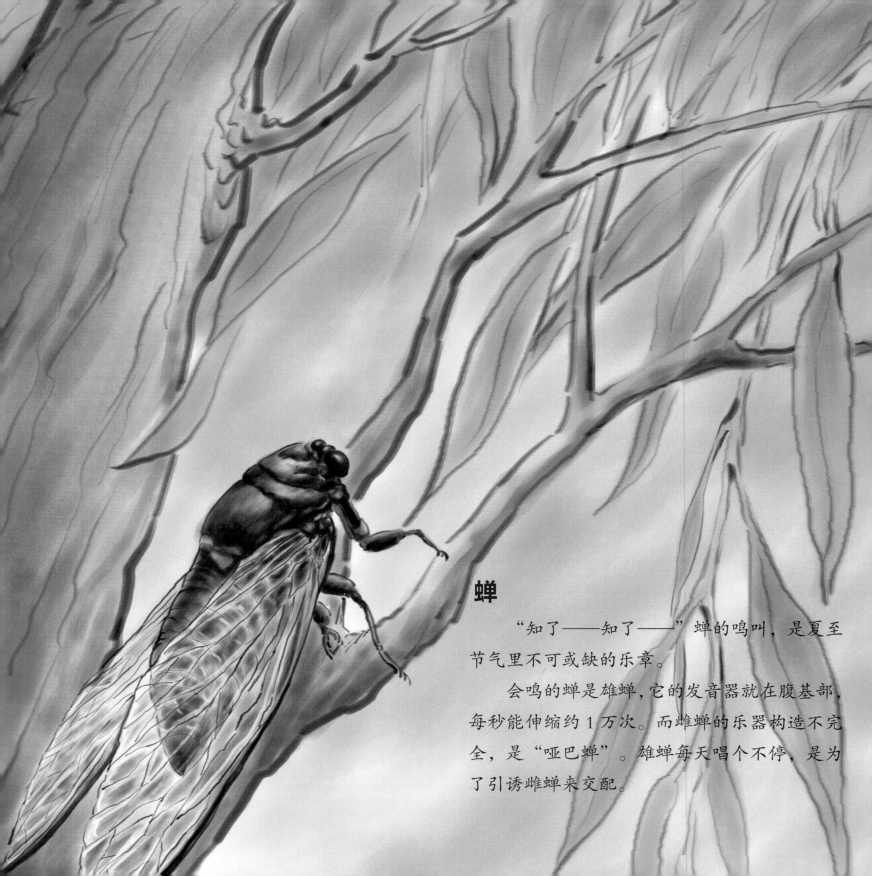

蝉

　　"知了——知了——"蝉的鸣叫，是夏至节气里不可或缺的乐章。

　　会鸣的蝉是雄蝉，它的发音器就在腹基部，每秒能伸缩约 1 万次。而雌蝉的乐器构造不完全，是"哑巴蝉"。雄蝉每天唱个不停，是为了引诱雌蝉来交配。

蝉的蛹一般在地下度过它一生中的头两三年，或许更长一段时间（北美洲东岸森林中的蝉幼虫可在地下生活长达 17 年之久）。在地下的这段时间里，它吸食树木根部的汁液，完成大约四次蜕皮。然后，选择某个夜晚破土而出，凭着本能找到一棵树爬上去，完成它最后一次蜕皮。

蝉的蜕皮是由一种激素控制的。当蝉蛹的背上出现一条黑色的裂缝时，蜕皮就开始了。蝉牢牢地挂在树上，当上半身获得自由以后，它又倒挂着使其双翼展开。刚脱壳出来的蝉，双翼很软。如果在双翼展开的过程中受到了干扰，这只蝉将终生无法飞行。

蝉最后蜕下来的这层壳叫蝉蜕，有明目祛火的功效。

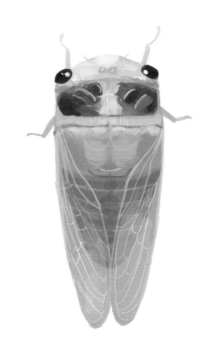

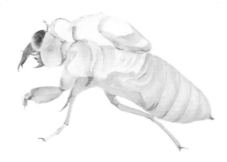

蝉蜕

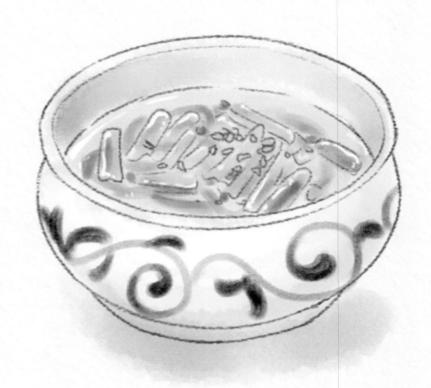

蒲菜

蒲菜是香蒲科植物香蒲的假茎。蒲菜入宴在我国已有两千多年历史,《周礼》中即有"蒲菹"的记载。明朝顾达诗曰:"一箸脆思蒲菜嫩,满盘鲜忆鲤鱼香。"鲁菜里的奶汤蒲菜可谓一道经典汤菜。

据说南宋建炎年间,金国十万精兵攻打淮安城时,梁红玉带领官兵靠蒲菜解决了粮食尽绝的困境,所以淮安民间又称蒲菜为"抗金菜"。

蒲菜不仅是美味佳蔬,而且是食疗良药。其味甘性凉,有清热利血、止渴补气之效。

　　"冬至饺子夏至面"，按中国很多地方的风俗习惯，一到夏至节气，就可以大啖生菜、凉面了。这个时候天气炎热，吃些生冷之物可以降火开胃。除了凉面，因为夏至以后出汗较多，多补充一些汤粥也是不错的选择。

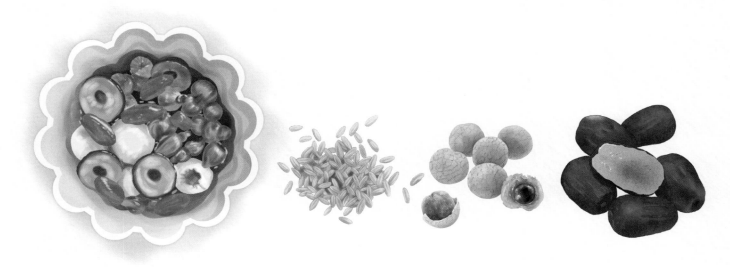

枣麦甜汤

[配料] 浮小麦 25 克、桂圆肉 10 克、大枣 5 枚。

[做法] 将浮小麦洗好后放入锅中，将大枣洗净并去核、切片，与桂圆肉一起放入锅中，加水用大火炖煮。20 分钟后，加入少许冰糖调味。

[功效] 补气养血，健脾敛汗。

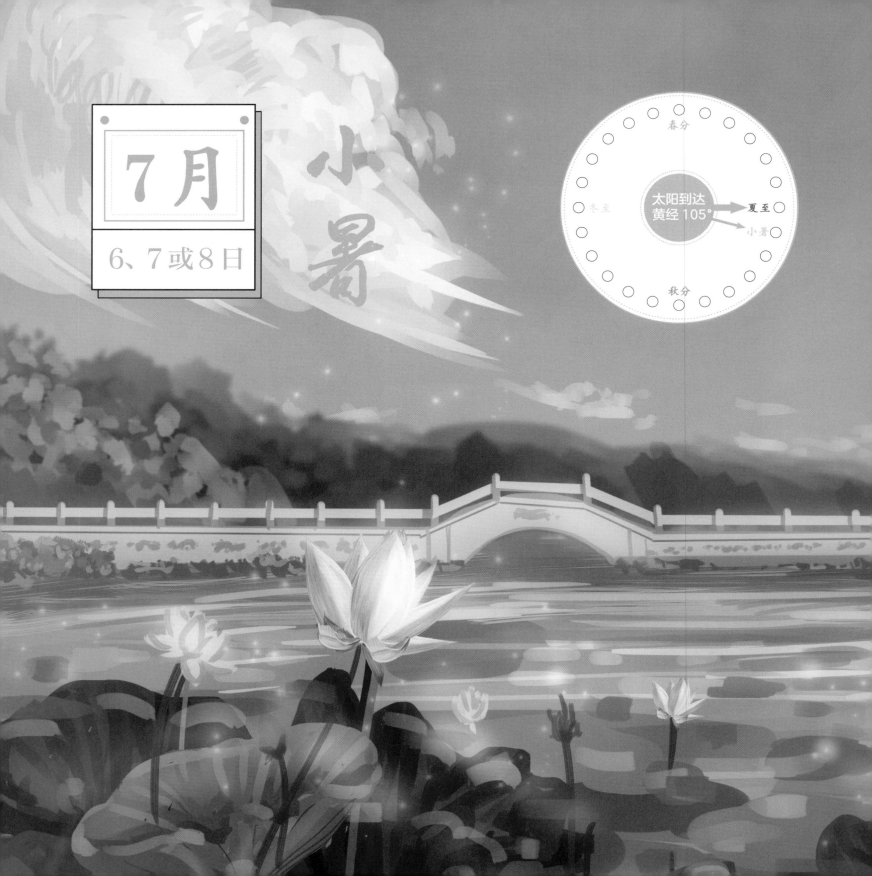

7月

6、7或8日

小暑

太阳到达黄经105°

春分
冬至
夏至
小暑
秋分

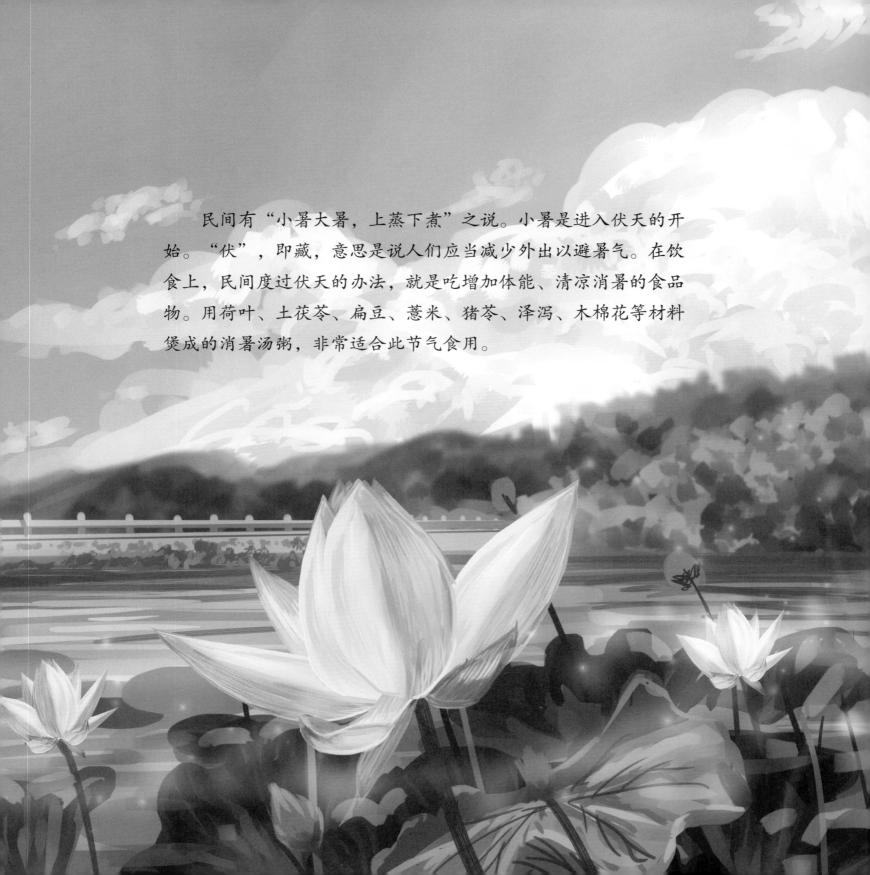

　　民间有"小暑大暑，上蒸下煮"之说。小暑是进入伏天的开始。"伏"，即藏，意思是说人们应当减少外出以避暑气。在饮食上，民间度过伏天的办法，就是吃增加体能、清凉消暑的食品物。用荷叶、土茯苓、扁豆、薏米、猪苓、泽泻、木棉花等材料煲成的消暑汤粥，非常适合此节气食用。

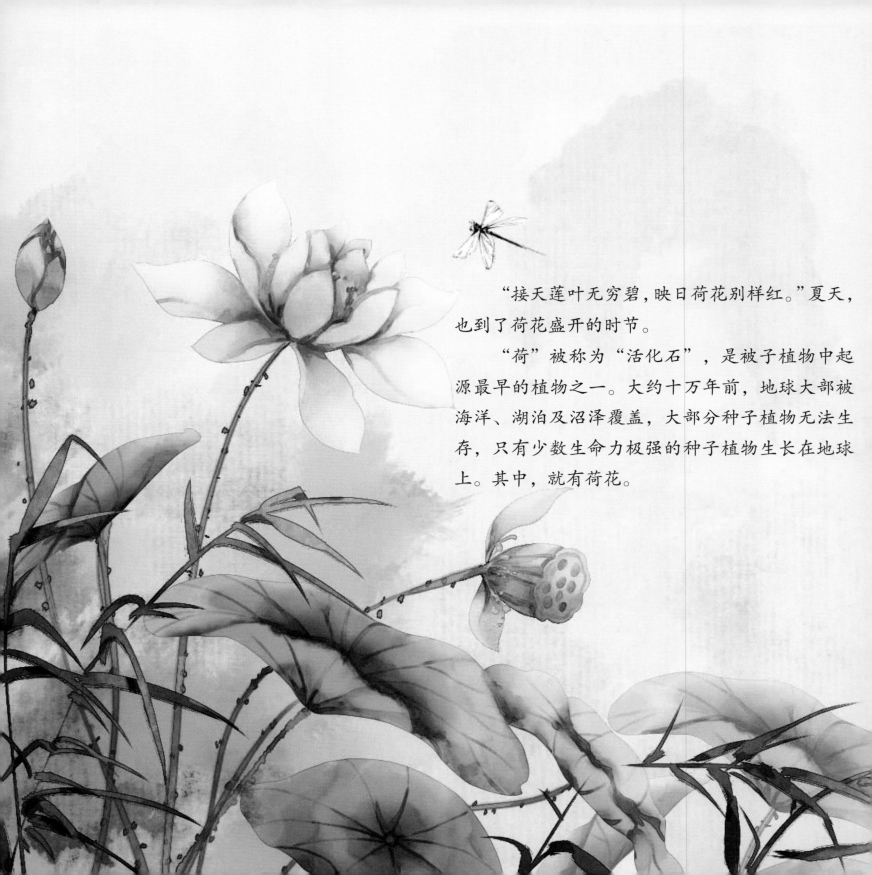

"接天莲叶无穷碧，映日荷花别样红。"夏天，也到了荷花盛开的时节。

"荷"被称为"活化石"，是被子植物中起源最早的植物之一。大约十万年前，地球大部被海洋、湖泊及沼泽覆盖，大部分种子植物无法生存，只有少数生命力极强的种子植物生长在地球上。其中，就有荷花。

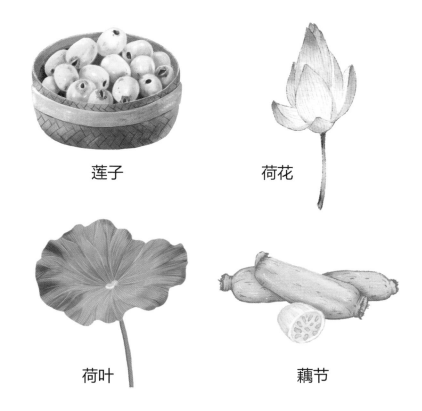

莲子　　　　　　荷花

荷叶　　　　　　藕节

相传东汉神医华佗在给病人手术后，会在缝合的伤口上涂敷用藕皮等制成的膏药，伤口四五天后便可愈合。

据《本草纲目》记载，荷花、莲子、莲衣、莲房、莲须、莲子心、荷叶、荷梗、藕节等均可药用，但不同的部位作用却不相同，比如：荷花能活血止血、祛湿消风，莲子能养心益肾、补脾涩肠，莲须能清心益肾、生津止渴，荷叶能清暑利湿、减肥瘦身，藕节能止血散瘀、清热解毒，荷梗能通气行水、泻火清心。

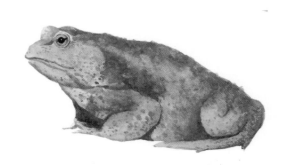

蟾蜍

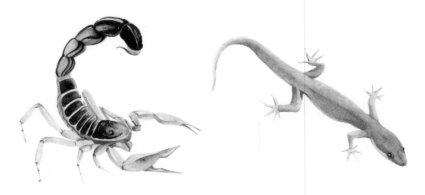

蝎子

壁虎

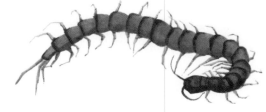

蜈蚣

端午节一般在小暑之后。依照我国北方的民间传说，端午的午时，五毒开始滋生，于是便有了避五毒的习俗。传说中的"五毒"分别是蟾蜍、蝎子、壁虎、蜈蚣和毒蛇。

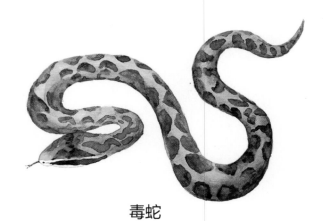

毒蛇

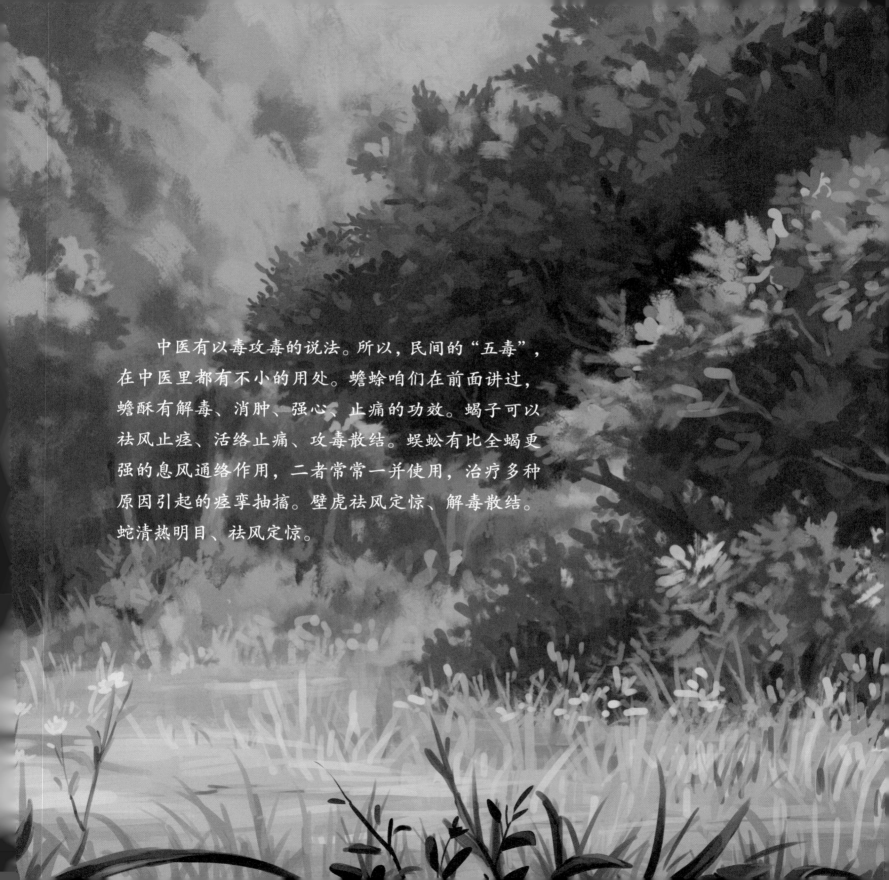

中医有以毒攻毒的说法。所以，民间的"五毒"，在中医里都有不小的用处。蟾蜍咱们在前面讲过，蟾酥有解毒、消肿、强心、止痛的功效。蝎子可以祛风止痉、活络止痛、攻毒散结。蜈蚣有比全蝎更强的息风通络作用，二者常常一并使用，治疗多种原因引起的痉挛抽搐。壁虎祛风定惊、解毒散结。蛇清热明目、祛风定惊。

佩香囊，是端午传统习俗之一。将芳香开窍的苍术、藿香、吴茱萸、艾叶、肉桂、砂仁、雄黄、冰片、樟脑等中药研成细末，装在特制的布袋中，再绣上精美的纹样，做成香囊，既能避瘟防病，又给节日增添了情趣。

让我们来认识一下香囊里的主要药材吧！

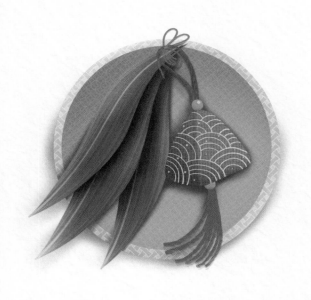

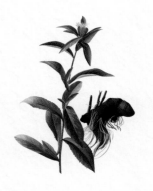

苍术

　　多年生草本植物，根状茎入药，有燥湿健脾、祛风散寒之效。

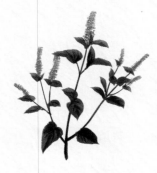

藿香

　　多年生草本植物，全草入药，有化湿醒脾、解暑发表之效。

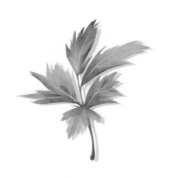

艾草

多年生草本植物，全草入药，有祛湿散寒、平喘止咳之效。

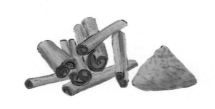

肉桂

樟属中等大乔木，树皮入药，镇静镇痛、补元阳、通血脉。

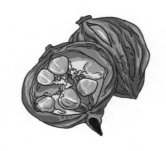

砂仁

多年生草本植物，果实入药，主治脾胃气滞、宿食不消。

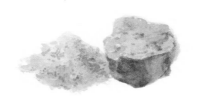

雄黄

一种含硫和砷的矿石，加工后可用于治疗痈肿、疔疮、蛇虫咬伤。

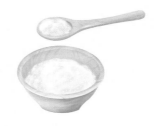

冰片

从常绿乔木龙脑香的树脂和挥发油中提取的结晶，可以通关窍、散郁火。

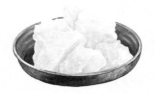

樟脑

从樟树中提炼的颗粒状结晶，有杀虫止痒、消肿止痛的功效。

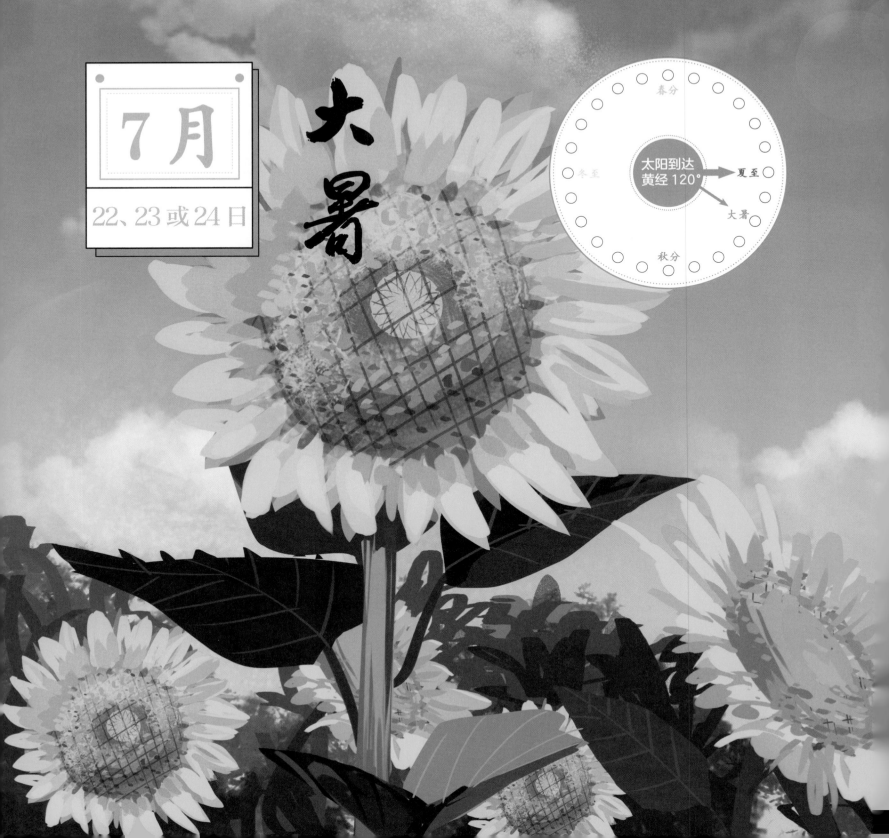

7 月

22、23 或 24 日

大暑

太阳到达
黄经 120°

春分
冬至
夏至
大暑
秋分

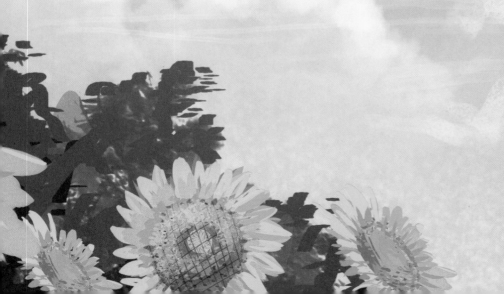

　　大暑节气正值"三伏天"里的"中伏"前后，是一年中最热的时期，田里的农作物飞速生长，同时，很多地区的旱、涝、风灾等各种气象灾害也最为频繁。

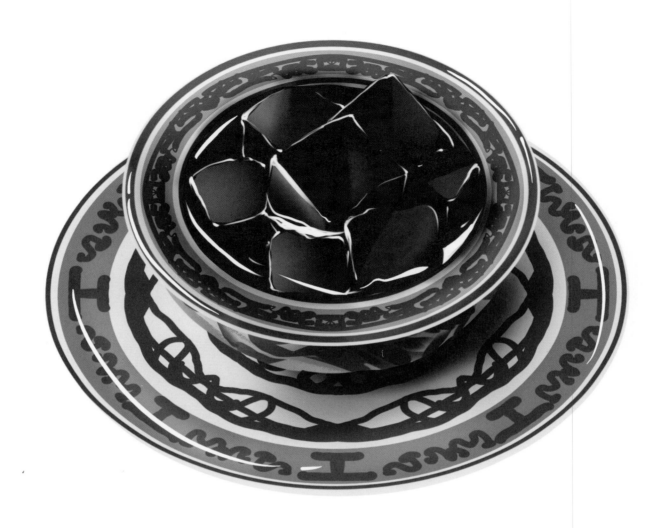

夏季，我们经常吃一种类似黑色果冻的食品，叫作龟苓膏。相传，龟苓膏是从清代宫廷传到民间的。不同厂家生产的龟苓膏，组方略有不同，但它们无一例外，都含有龟板、土茯苓两味药材，因此被称为龟苓膏。生产龟苓膏的原料必须经过长时间的浸泡及熬炼，才能将其中的有效成分提炼出来，所以龟苓膏呈深褐色。

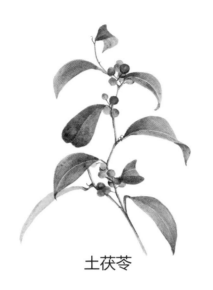

土茯苓

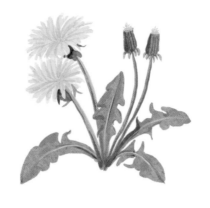

蒲公英

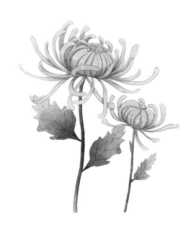

菊花

　　龟板，是乌龟的腹甲。性味甘、寒，有滋阴潜阳、补肾健骨、养血补心和止血的功效。如果把它熬成固体胶块，叫作龟板胶，其滋补力比龟板更强。

　　土茯苓，性味甘、淡、平，有解毒、除湿、利关节的功效。

　　当然，对于龟苓膏而言，仅仅用龟板和土茯苓还不够，在这两种主要原料的基础上，要加用蒲公英、菊花等清热、利湿的药材才能更好地起到滋阴、解毒的作用。

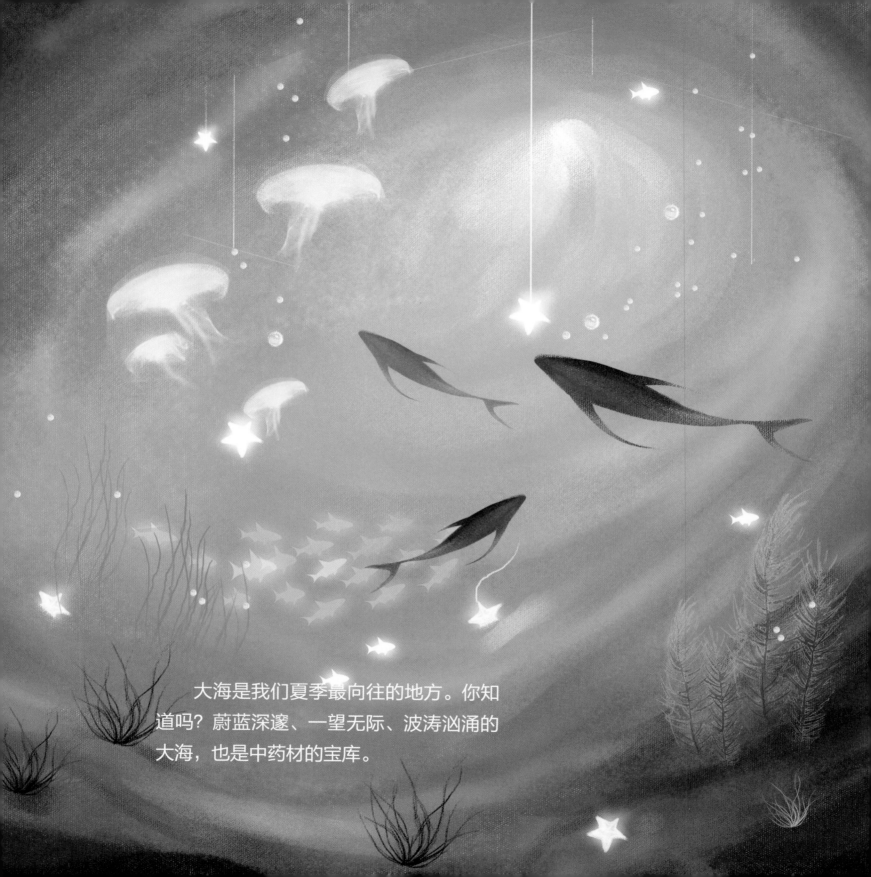

大海是我们夏季最向往的地方。你知道吗？蔚蓝深邃、一望无际、波涛汹涌的大海，也是中药材的宝库。

◆海蛤

海中蛤类外壳的总称，主治喘息烦满、胸痛寒热。

◆瓦楞子

海中蚶类外壳的总称，可消痰化瘀、软坚散结。

◆牡蛎

分生牡蛎和煅牡蛎两种。煅牡蛎是将洗净的牡蛎放在无烟的炉火上煅烧至灰白色，取出放凉、碾碎。生牡蛎主治心慌、失眠、头晕、耳鸣、耳聋；煅牡蛎主治盗汗、胃疼、反酸、胃灼热。

◆海马

名贵的海水鱼类，补肾壮身、祛痰散结、清热解毒。

◆石决明

九孔鲍或盘大鲍等的贝壳，平肝潜阳、除热明目。

◆珍珠

美容功效显著，解痘疗毒、光洁肌肤。

◆海螵蛸

无针乌贼或金乌的干燥内壳，收敛止血、制酸止痛。

◆昆布

海带或鹅掌菜的干燥叶状体，软坚散结、消痰利水。

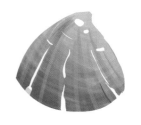
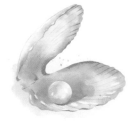

海蛤　　　　珍珠

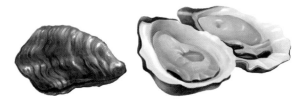

牡蛎

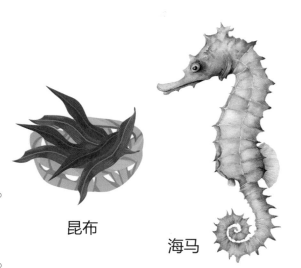

昆布

海马

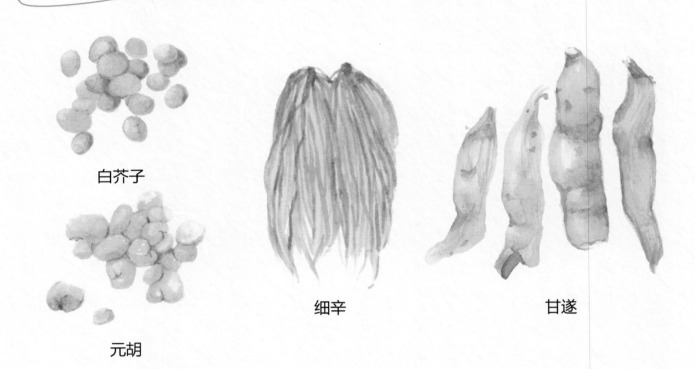

白芥子

元胡

细辛

甘遂

三伏贴一般选用白芥子、元胡、细辛、甘遂，同研细末，用姜汁调糊，摊在直径约 5 厘米的油纸或塑料薄膜上，在伏天贴用，可增强机体免疫力。

中国南方有煮茯茶的习惯。这种由金银花、夏枯草、甘草等十多味中草药煮成的茶水，有清凉祛暑的作用。

在江苏、山东、安徽交界的地方，伏羊节也是如火如茶。在伏天吃羊肉是用以热制热的方法，将冬春的湿气祛除。

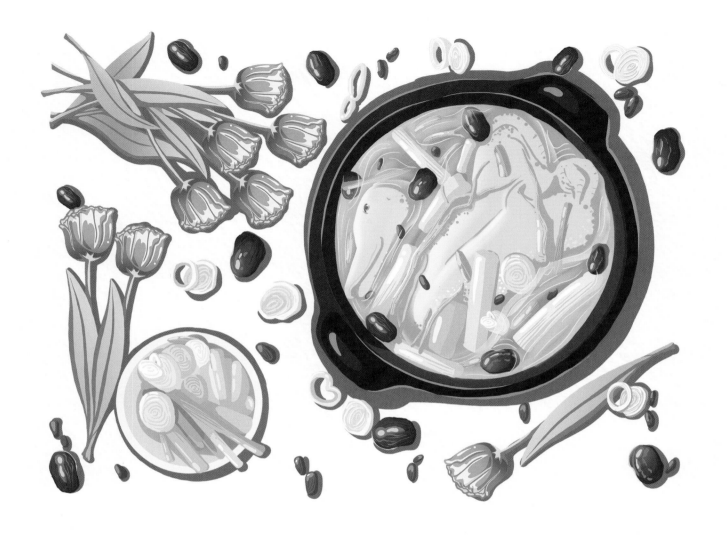

　　夏季宜食鸭肉。鸭因常年在水中生活，性偏凉，有补血行水、滋阴养胃、利水消肿的功效。尤其是经过一个冬春摄食的老鸭，骨骼更健壮，肌肉更丰满，民间有"大暑老鸭胜补药"的说法。炖老鸭时加入莲藕、冬瓜等蔬菜，能补虚损、消暑滋阴；加配芡实、薏苡仁，滋阳效果更佳，能健脾化湿、增进食欲。

我是中医小郎中

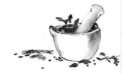

 中药加工小锦囊

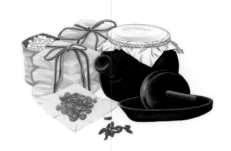

采收的中药材，除了极少的一部分可以鲜用，大部分都要经过复杂的加工和炮制过程。常见的工序主要有：

洗

这是最简单的加工，将原药放在清水中，洗去药物表面的杂质。

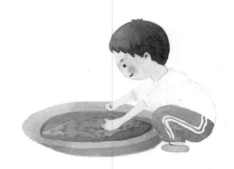

晒

去除水分，防止发霉。

泡

用酒、油等其他液体浸泡药物，一般用于改变药物的药性或降低药物的毒性。

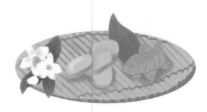

漂

对某些有腥味、咸味或毒性的药品，如乌头、附子等，要用清水反复浸泡、清洗，以去除药物的气味或降低毒性。

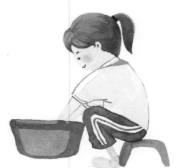

渍

就是在药物上多次喷洒少量清水，让水分缓慢渗入药物内部，让药物变得柔软，更有利于切片。

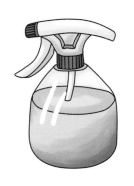
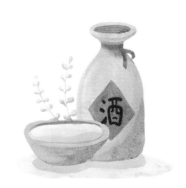

煅

用猛火烤制，以便药物更加松脆，很多药物的药性也因此改变。

煨

用文火烤制，以缓和药性、减少副作用。

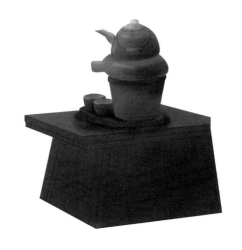

炒

在铁锅内加热，用铁铲不断翻动。炒制的时候可根据需要加入糖、酒、醋、姜汁、蜜等，改变药物的药性。

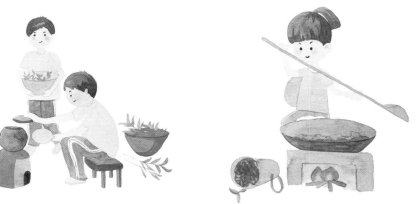

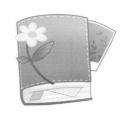

我的自然观察笔记

花儿有它的悲伤，鸟儿也有它的欢喜；蝴蝶努力完成蜕变，种子永远为萌发而蓄势发力……

观察自然，可以让我们所有的感官都活跃起来，从花草到昆虫到树木，从视觉、听觉、触觉再到自己的内心世界，我们的心灵也由此变得更加纯净而明快。

美国海洋生物学家蕾切尔·卡逊说过："那些感受大地之美的人，能从中获得生命的力量，直至一生。"

来吧，让我们一起从小亲近自然，养成随时随地把自己看到的和想到的事情记录下来的习惯。愿这些我们在自然中找寻到的美好时刻，可以不断开阔我们的想象力和创造力，让我们了解发现和探索的意义！

观 察 时 间	公历		农历		节气	
观 察 地 点						
一起观察的同伴						
我 的 观 察 目 标			我 的 观 察 目 的			

我的观察记录 （可以用文字也 可以用图片、图 画、视频记录）	
我的观察思考	
我的补充研究	

图书在版编目（CIP）数据

藏在中药里的二十四节气 / 刘兵主编 . —济南：山东友谊
出版社 , 2022.8（2025.2 重印）

ISBN 978-7-5516-2583-8

Ⅰ.①藏… Ⅱ.①刘… Ⅲ.①中药学- 少儿读物②二十四
节气- 少儿读物 Ⅳ.① R28-49 ② P462-49

中国版本图书馆 CIP 数据核字 (2022) 第 116895 号

藏在中药里的二十四节气

CANGZAI ZHONGYAO LI DE

ERSHISI JIEQI

策划统筹：何慧颖　王　震

责任编辑：肖　静　刘一凡

装帧设计：刘一凡

特约创意：郑国栋　徐建明

特约审稿：李昆仑　胡　博　边保京

特约绘画：蒿芙蓉　郑　爽

___

主管单位：山东出版传媒股份有限公司

出版发行：山东友谊出版社

　　　　地址：济南市英雄山路 189 号　邮政编码：250002

　　　　电话：出版管理部（0531）82098756

　　　　　　　发行综合部（0531）82705187

　　　　网址：www.sdyouyi.com.cn

印　　刷：鹤山雅图仕印刷有限公司

___

开本：710mm×1000mm　1/12

印张：18　　　　　　　　字数：225 千字

版次：2022 年 8 月第 1 版　印次：2025 年 2 月第 4 次印刷

定价：192.00 元（全四册）

藏在中药里的二十四节气

总主编 刘 兵

文/朱在卿 朱润荷 图/刘一凡

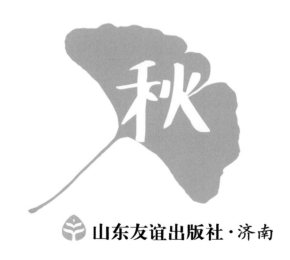

山东友谊出版社·济南

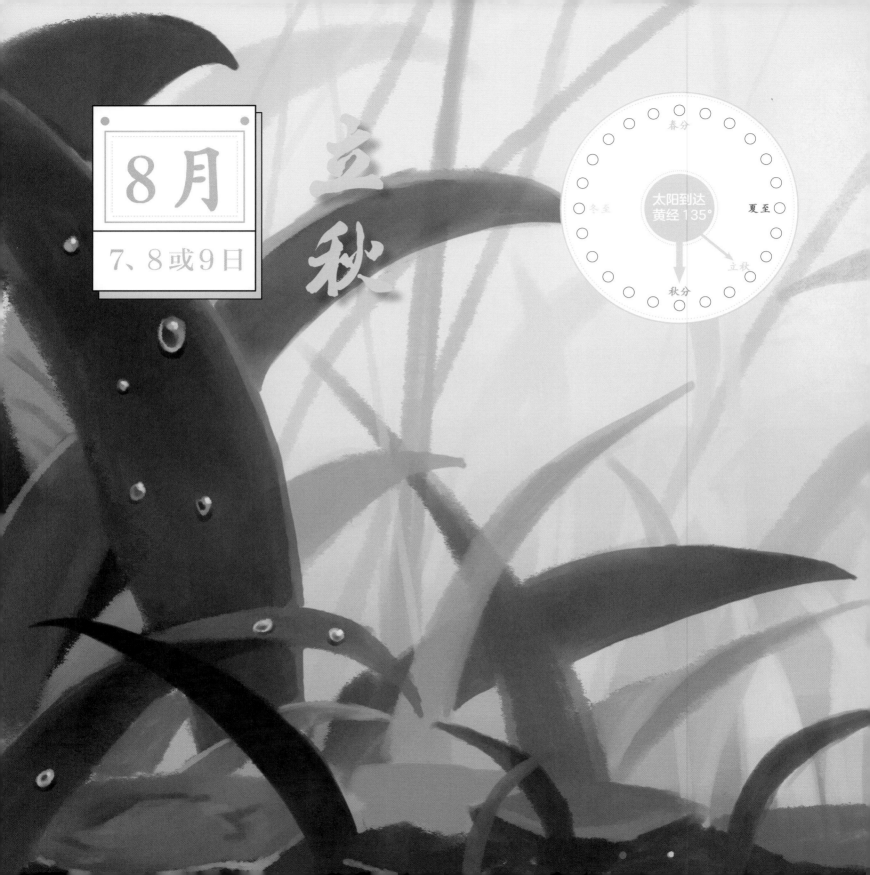

8月

7、8或9日

立秋

太阳到达
黄经135°

春分
冬至
夏至
立秋
秋分

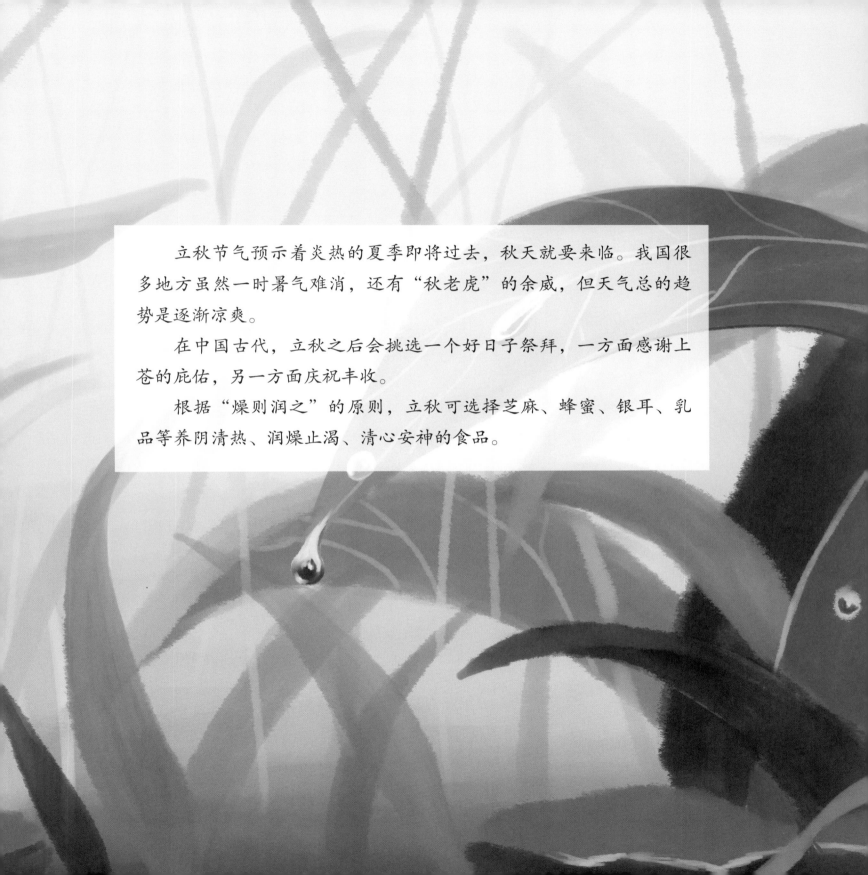

　　立秋节气预示着炎热的夏季即将过去，秋天就要来临。我国很多地方虽然一时暑气难消，还有"秋老虎"的余威，但天气总的趋势是逐渐凉爽。

　　在中国古代，立秋之后会挑选一个好日子祭拜，一方面感谢上苍的庇佑，另一方面庆祝丰收。

　　根据"燥则润之"的原则，立秋可选择芝麻、蜂蜜、银耳、乳品等养阴清热、润燥止渴、清心安神的食品。

立秋，到了瓜果丰收的季节。石榴、无花果、橘子等都是大家喜欢的美味。

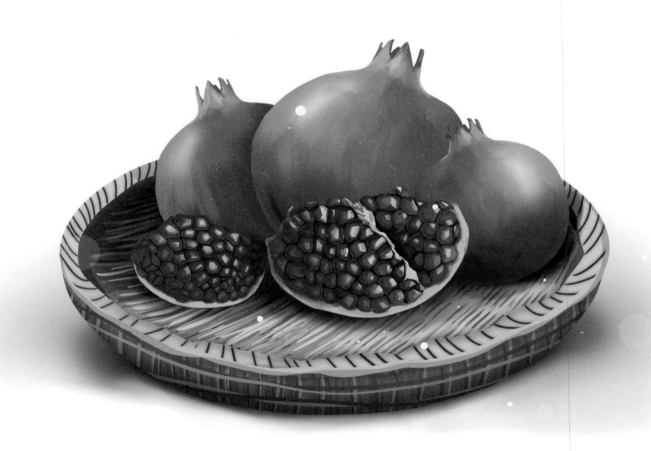

石榴

　　不仅酸甜可口，它的植株还可全部入药。石榴叶，收敛止泻；石榴皮，涩肠止血；石榴花，消炎驱虫；石榴籽，有助消化。

无花果

如果你不小心碰断了无花果树的叶柄，断口就会有乳白色的汁液流出来。有趣的是，无花果是从权条的丫缝里长出来的。成熟的果实形状如乒乓球，张开小嘴，露出紫红色的果肉。无花果有清热解毒、消肿止痛、健胃清肠的作用。

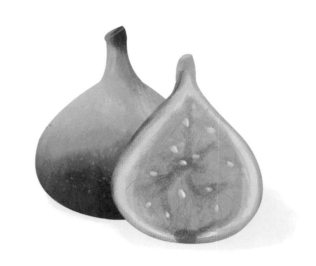

橘子

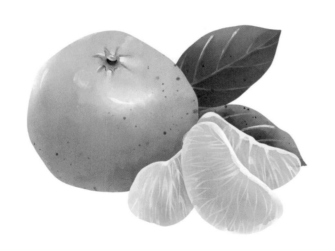

橘子在中国有 4 000 多年的栽培历史。据考证，直到 1471 年，橘、柑、橙等柑橘类果树才从中国传入葡萄牙，1665 年才传入美国。

橘络、橘核、橘叶可以疏肝理气、消肿散毒。橘皮晒干后称为"陈皮"，有理气祛湿、化痰止咳、健脾和胃的功效。上好的陈皮要经历九蒸九晒，而且需要密封几个月甚至几年的时间。

还有哪些水果有食疗作用呢？

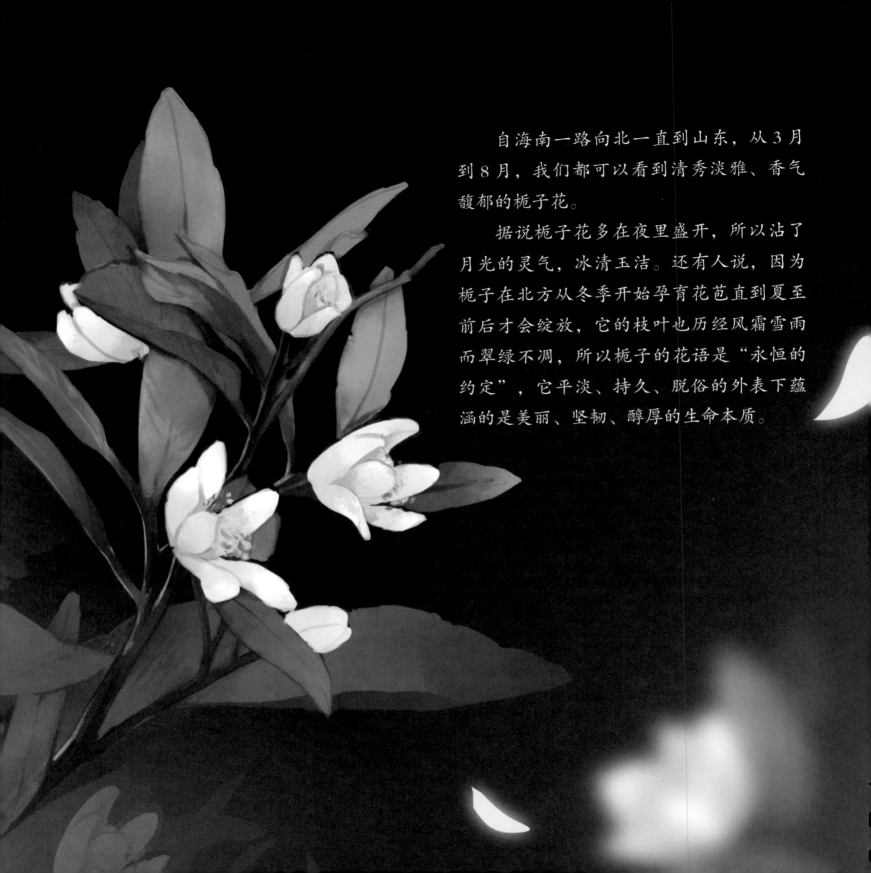

自海南一路向北一直到山东，从3月到8月，我们都可以看到清秀淡雅、香气馥郁的栀子花。

据说栀子花多在夜里盛开，所以沾了月光的灵气，冰清玉洁。还有人说，因为栀子在北方从冬季开始孕育花苞直到夏至前后才会绽放，它的枝叶也历经风霜雪雨而翠绿不凋，所以栀子的花语是"永恒的约定"，它平淡、持久、脱俗的外表下蕴涵的是美丽、坚韧、醇厚的生命本质。

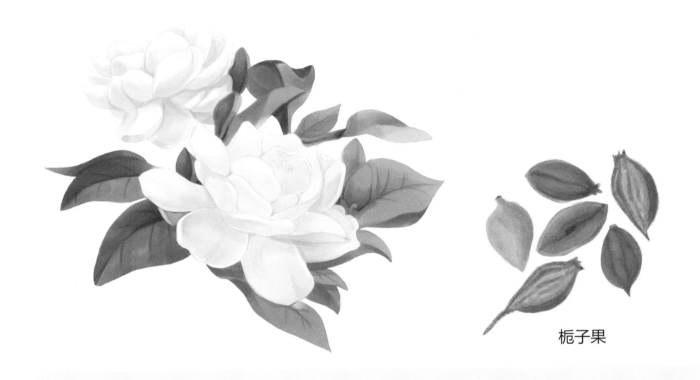

栀子果

栀子

立秋，栀子开始结果。

无论栀子花还是栀子果，都是很好的药材。栀子花气味清凉、芳香，含有多种挥发油，有清肺降火、止咳化痰的功效。秦汉以前，人们发现栀子的果实中含有黄色素，于是它成了应用最为广泛的黄色染料。后来医学发现栀子的果实味苦、性寒，还有清热、泻火、凉血的功效，于是它又被广泛用于治疗各种热病。

我们前面说过，栀子是古代常用的黄色织物染色剂。自先秦以来，我国有文献记载的植物染料有数十种，常见的有以下几种。

蓝草

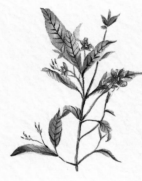

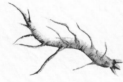

学名蓼蓝，民间一般称其为蓝靛，它是我国应用最早、使用最多的蓝色植物染料。

它的根即著名的中药——板蓝根，有杀菌消炎、清热解毒的功效。

茜草

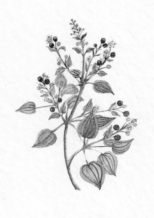

直接用以染制，只能染出浅黄色，加入明矾可染得赤、绛等多种红色调。

茜草入药有凉血、活血的功效。

红花

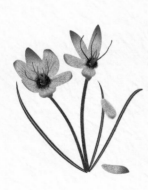

又名红蓝花，是红色植物染料中色彩最为鲜亮的一种。

入药有活血化瘀、散湿去肿止痛的功效。

苏木

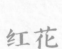

可染出绛红、橙红、红棕、褐色、深红色等各种颜色。

它的芯材入药，有祛痰、止痛的功效。

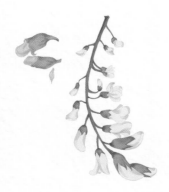

槐花

能和多种媒染剂作用，染出艳黄色、草黄色、灰绿色等。

还没有开花的叫槐米，性微寒、味苦，具有润肠通便、止血凉血的功效。

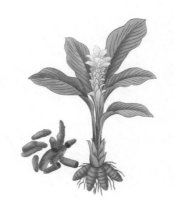

郁金

可染制出各种黄的色彩，还带有香味。

它的根茎入药，有行气解郁、凉血破瘀的功效。

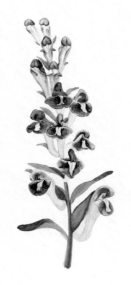

紫草

可染出紫红色。

入药有凉血、活血、清热、解毒的功效。

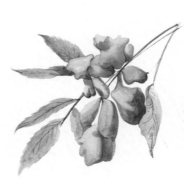

五倍子

它的色相偏向于黑色。

入药后用于肺虚久咳、肺热痰嗽、久泻久痢等病症的治疗。

如果你感兴趣，不妨找来这些植物做一做染色实验吧！

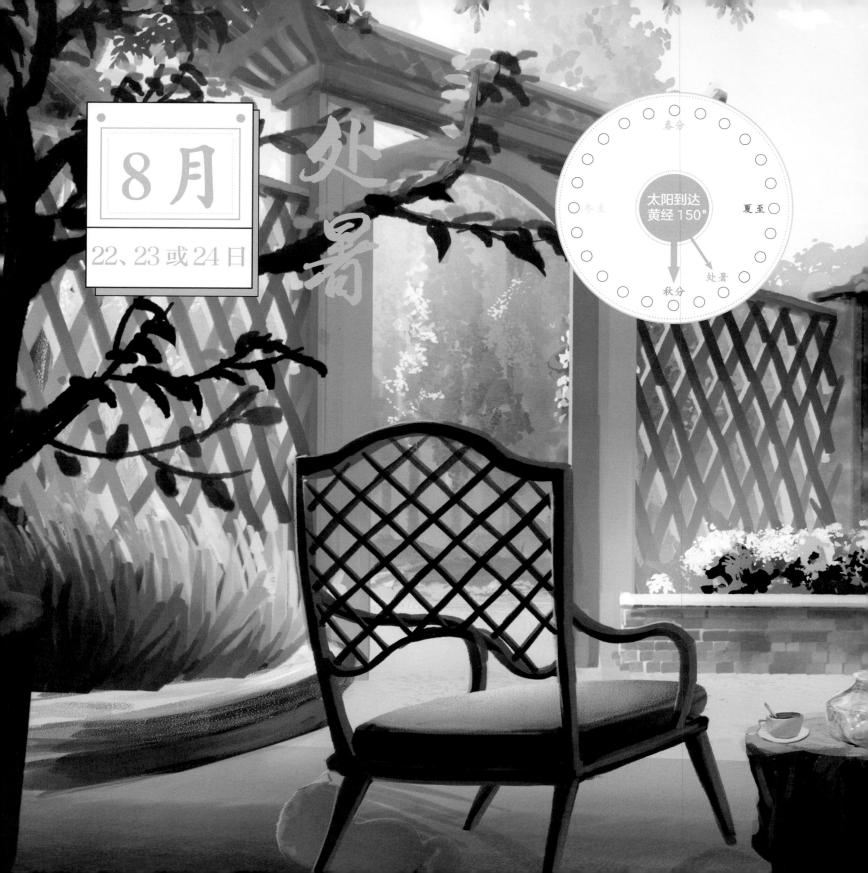

8 月

22、23 或 24 日

处暑

太阳到达
黄经 150°

春分
冬至
夏至
处暑
秋分

"处"有躲藏、终止的意思，"处暑"表示炎热的暑天结束了。处暑过，暑气止，秋意渐浓，正是人们畅游郊野、迎秋赏景的好时节。民间向来就有"七月八月看巧云"之说，意思是初秋时节天上的云彩变幻莫测，舒卷自如。

　　处暑节气，暑湿较重，中医称暑湿困脾，也就是说，脾被湿气困扰后，人容易感到疲乏，这就是我们常说的"秋乏"。

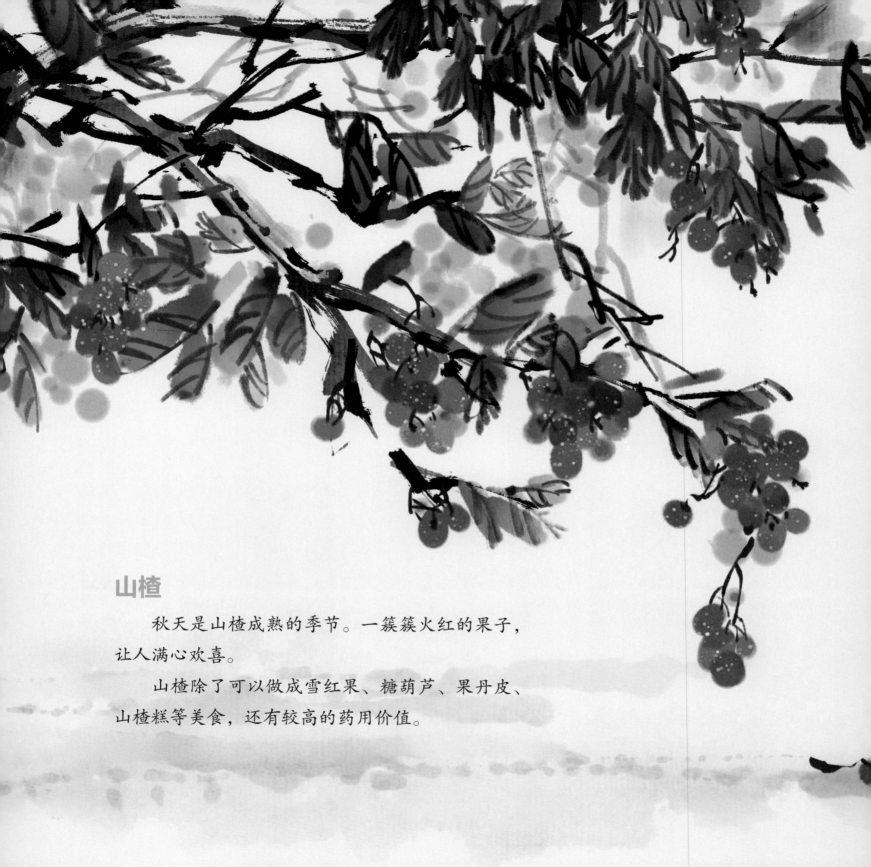

山楂

　　秋天是山楂成熟的季节。一簇簇火红的果子，
让人满心欢喜。

　　山楂除了可以做成雪红果、糖葫芦、果丹皮、
山楂糕等美食，还有较高的药用价值。

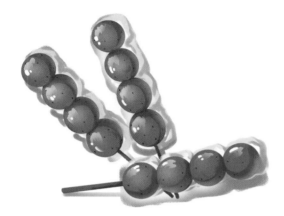

冰糖葫芦

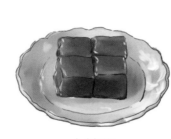

山楂糕

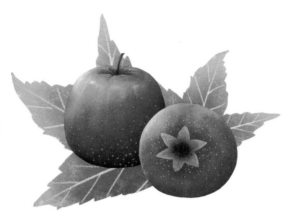

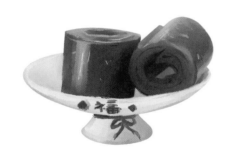

果丹皮

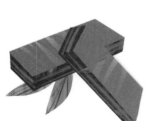

山楂片

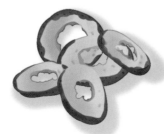

山楂干

　　传说，宋光宗最宠爱的贵妃生了怪病，面黄肌瘦，不思饮食。御医用了许多贵重药品，都不见效，只好张榜招医。一位江湖郎中揭榜进宫，他在为贵妃诊脉后说："只要将'棠球子'（即山楂）与红糖煎熬，每顿饭前吃 5 ～ 10 枚，半月后病准会好。"贵妃按此方服用后，果然病愈。后来，这种酸脆香甜的蘸糖山楂传入民间，演变为冰糖葫芦。

　　这个故事是有科学道理的。山楂在中药中属消食药，炒山楂主要治疗消化不良、积食；生山楂具有活血化瘀的作用。

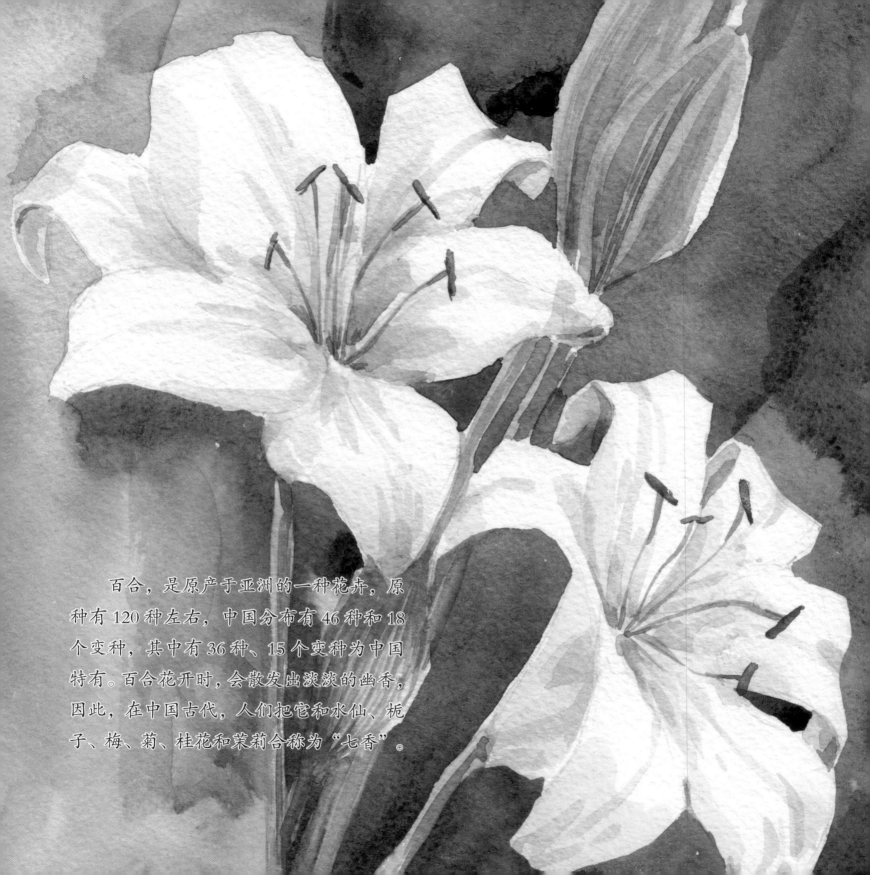

百合，是原产于亚洲的一种花卉，原
种有 120 种左右，中国分布有 46 种和 18
个变种，其中有 36 种、15 个变种为中国
特有。百合花开时，会散发出淡淡的幽香，
因此，在中国古代，人们把它和水仙、栀
子、梅、菊、桂花和茉莉合称为"七香"。

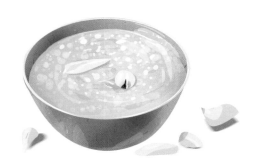

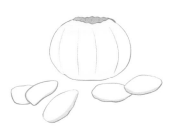

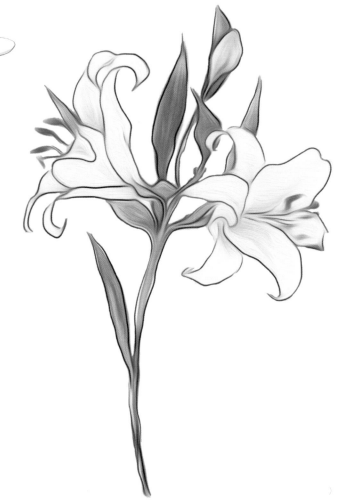

百合

　　百合是多年生草本植物。李时珍说:"百合之根,以众瓣合成也。或云专治百合病,故名。"这里说的根,其实是它的淡白色球形鳞茎。众多百合品种中,入药的是白百合,有润肺、清火、安神的功效,常与生地、麦冬、沙参、川贝、梨皮等配伍,治疗阴虚肺燥引起的咳嗽。李时珍所说的"百合病",其实是得了热病之后的神志恍惚、心烦失眠,用百合搭配莲子、远志、麦冬、黄连、玄参、阿胶等治疗,效果往往不错。

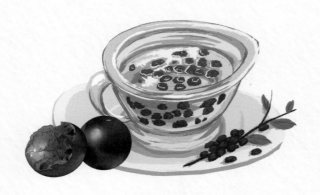

复方罗汉果茶

[配方] 罗汉果半颗、红枣5克、玫瑰6朵、枸杞10粒。

[功效] 适用于肺热、肺燥引起的咳嗽、痰多、咽喉肿痛、声音沙哑。

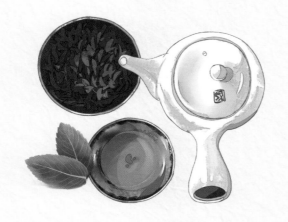

金银薄荷茶

[配方] 金银花10克、淡竹叶5克、连翘6克、蔓荆子6克、薄荷3克。

[功效] 疏风解表，清热解毒，可以缓解风热感冒引起的各种症状。

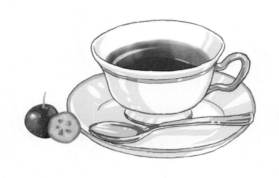

清热祛湿茶

[配方] 银花 15 克、木棉花 30 克、槐花 10 克、火炭母 30 克、山栀子 15 克、绵茵陈 15 克、扁豆 30 克、枳壳 15 克、山楂 15 克、藿香 10 克、蒲公英 15 克。

[功效] 适用于肠胃湿热，帮助缓解疲倦乏力、昏昏欲睡、腹胀腹痛、口腔溃疡。

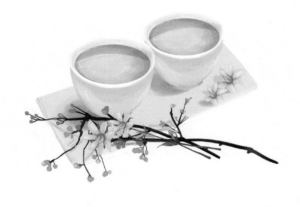

清肝明目茶

[配方] 夏枯草 15 克、桑叶 10 克、野菊花 15 克、山栀子 15 克、绵茵陈 15 克、溪黄草 15 克、车前子 10 克、黄芩 10 克。

[功效] 可治疗头部胀痛、烦躁易怒、眼屎多、口苦、睡眠差。

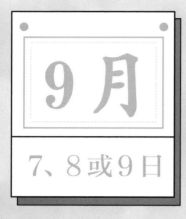

9 月

7、8 或 9 日

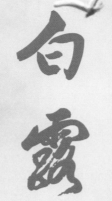

白露

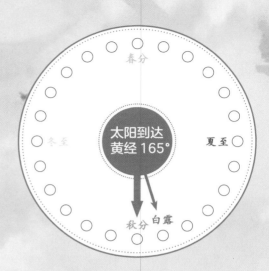

太阳到达
黄经 165°

春分

冬至

夏至

秋分 白露

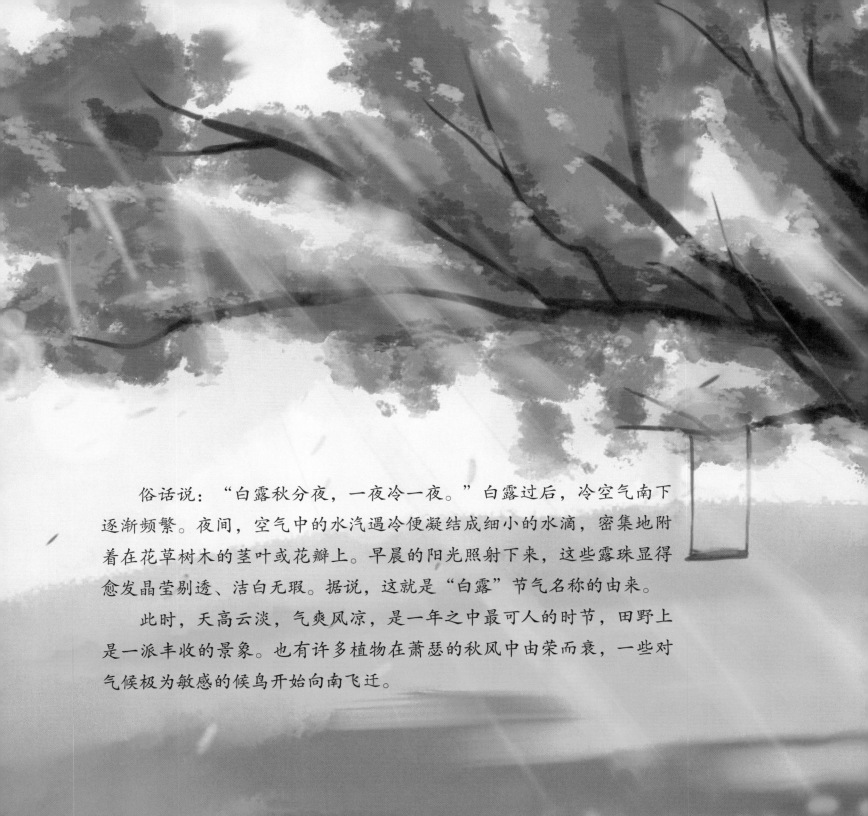

　　俗话说："白露秋分夜，一夜冷一夜。"白露过后，冷空气南下逐渐频繁。夜间，空气中的水汽遇冷便凝结成细小的水滴，密集地附着在花草树木的茎叶或花瓣上。早晨的阳光照射下来，这些露珠显得愈发晶莹剔透、洁白无瑕。据说，这就是"白露"节气名称的由来。

　　此时，天高云淡，气爽风凉，是一年之中最可人的时节，田野上是一派丰收的景象。也有许多植物在萧瑟的秋风中由荣而衰，一些对气候极为敏感的候鸟开始向南飞迁。

每逢金秋时节，但见那山坳岭坡，路边村头，一株株、一片片的枣树，身披油绿茂叶，其间缀满了金红锃亮的大红枣儿。

枣自古以来与桃、李、梅、杏并称为"五果"。在我国人民心目中，红枣象征着幸福、美满和吉祥，各种喜庆场合都是不可或缺的。

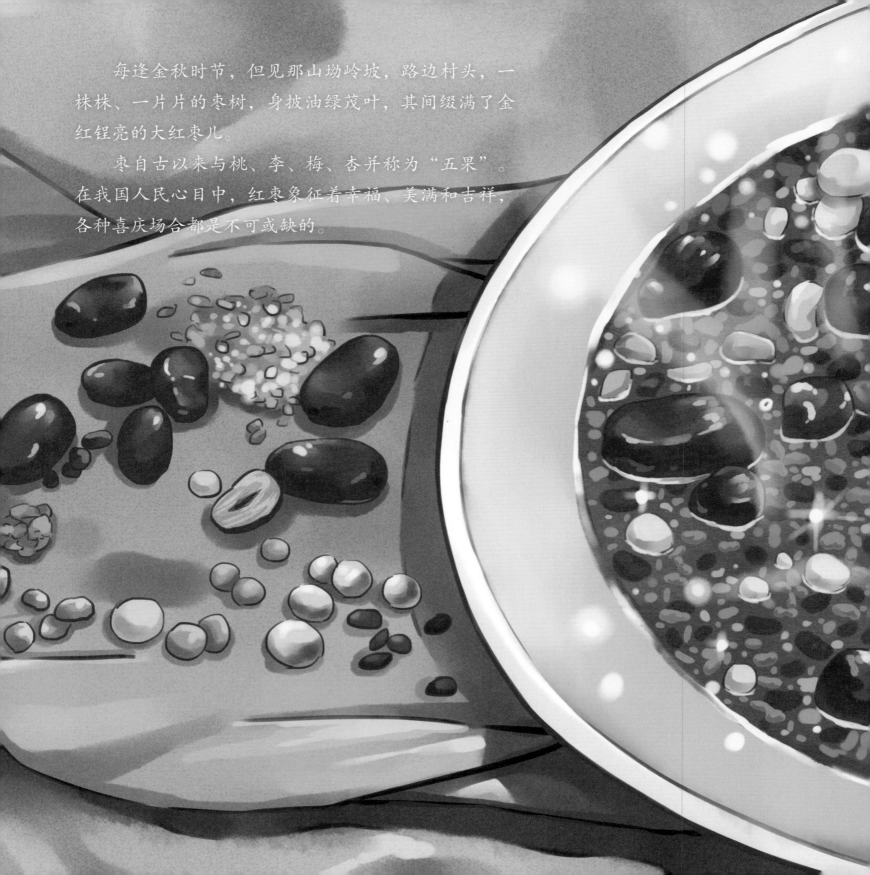

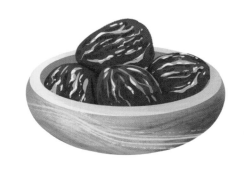

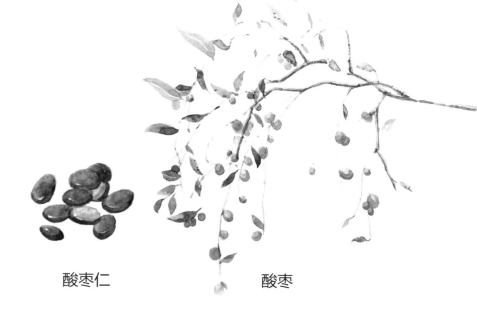

酸枣仁　　　　　　　酸枣

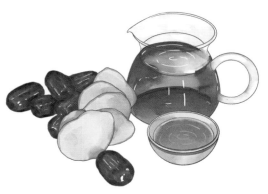

红糖姜枣茶

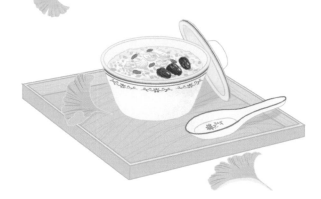

红枣百合粥

枣

中医有"无枣不成药"之说。在红枣中加桑叶煎汤，可预防伤风感冒；红枣荷叶茶可利气消暑；红枣加生姜、红糖共煮，可驱寒暖胃。

产妇食用红枣，能补中益气、养血安神，加速身体复原；老年体弱者食用红枣，能增强体质，延缓衰老；失眠健忘者用红枣与百合煮粥，临睡前服用，能帮助入睡。

与红枣不同，酸枣属于原始野生品种。中药里常用的酸枣仁，就是它的种核，有补气、助眠的功效。

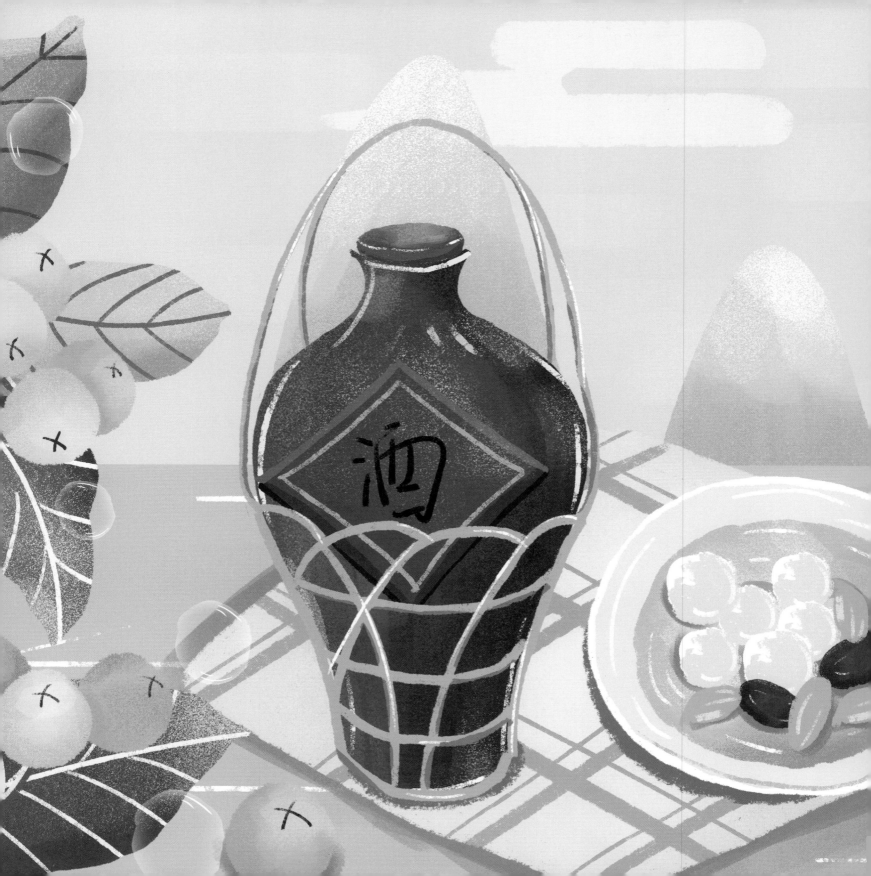

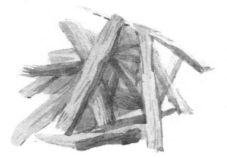

徐长卿

　　白露，有一味开紫花的叫"徐长卿"的中药到了采收的时节。徐长卿不是人名吗？怎么成了中药了？这里有个有趣的传说。

　　据传，赵匡胤兵变成功后，为了巩固政权，开始削弱军权、重用文人。徐长卿作为"文人食客"被录入朝中供职。

　　赵匡胤终日饮酒作乐，经常胃痛。经不少御医诊治，总是难以治愈。徐长卿去野外采集了一味草药，煎水给赵匡胤服用，谁知，顽疾竟神奇地痊愈了。赵匡胤问这味神药叫什么名字，徐长卿说此药还没有名字。赵匡胤便说："爱卿，你叫徐长卿，这药就以你的名字命名吧！"

　　徐长卿既能内服，又可外敷、外洗，有解毒、镇痛的功效。

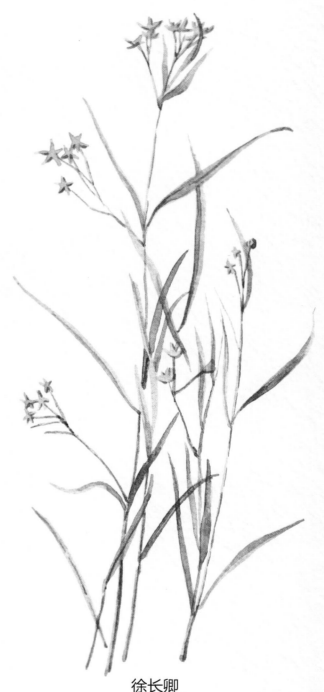

徐长卿

23

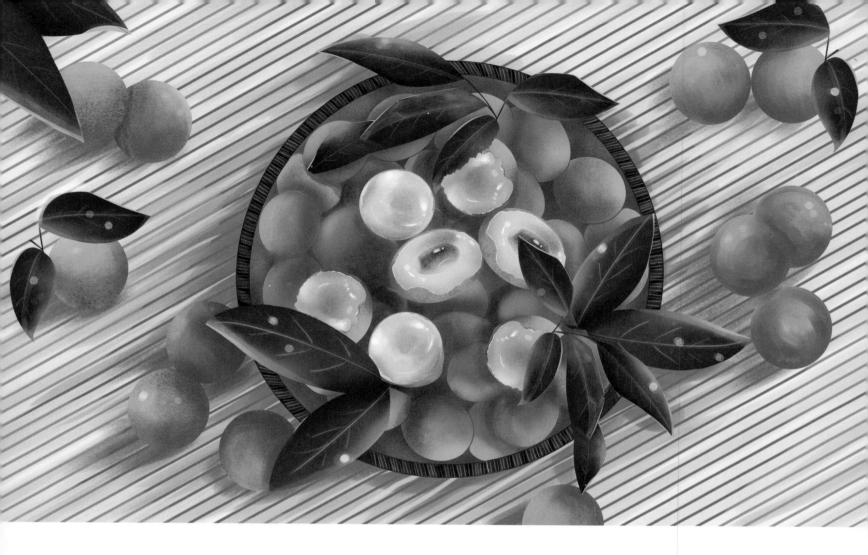

小讲堂

　　在福建，有白露必吃桂圆的习俗。"南桂圆，北人参"，桂圆可以补心脾、安心神、益气血，是滋补的佳品。清代医家评说，桂圆气味甘温，与大枣同有补气之功，但甘味更重，润气尤多。相比较而言，大枣更偏于补血，桂圆更偏于补脾。

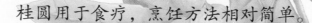

桂圆用于食疗，烹饪方法相对简单。

◆ 桂圆肉 30 克，加水 500 毫升煮沸约 10 分钟，加鸡蛋 2 个、红糖适量，可提神醒脑。

◆ 桂圆肉 20 克、红枣 10 枚去核，加水 300 毫升煮沸约 10 分钟，加白糖适量，可安神助眠。

◆ 桂圆肉 30 克、红枣 10 枚（去核）、粳米 100 克，加水煮粥，加适量红糖，可补心脾、益气血，提高记忆力。

◆ 桂圆肉 20 克、莲子 15 克（去芯）、糯米 30 克，加水煮粥食用，可美容养颜，治体虚贫血。

◆ 桂圆肉 10 克、酸枣仁 9 克、芡实 15 克，煮水，睡前服用，可治失眠。

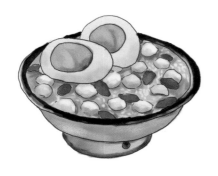

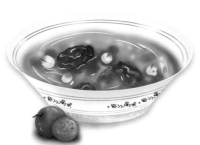

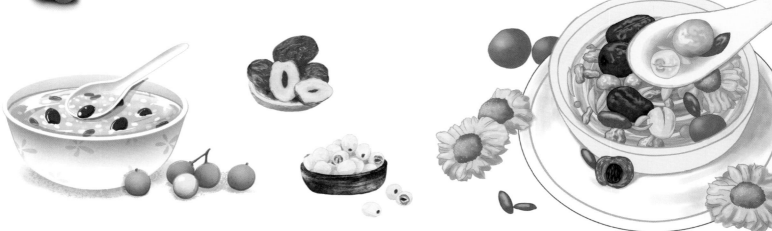

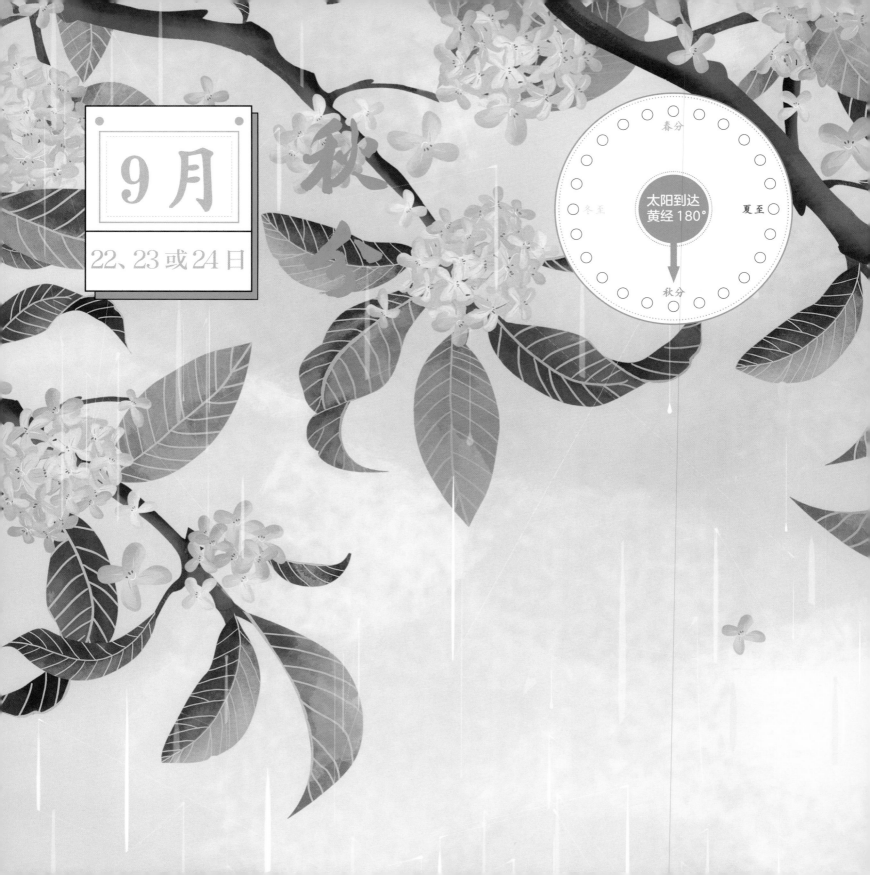

9 月

22、23 或 24 日

太阳到达
黄经 180°

春分

夏至

冬至

秋分

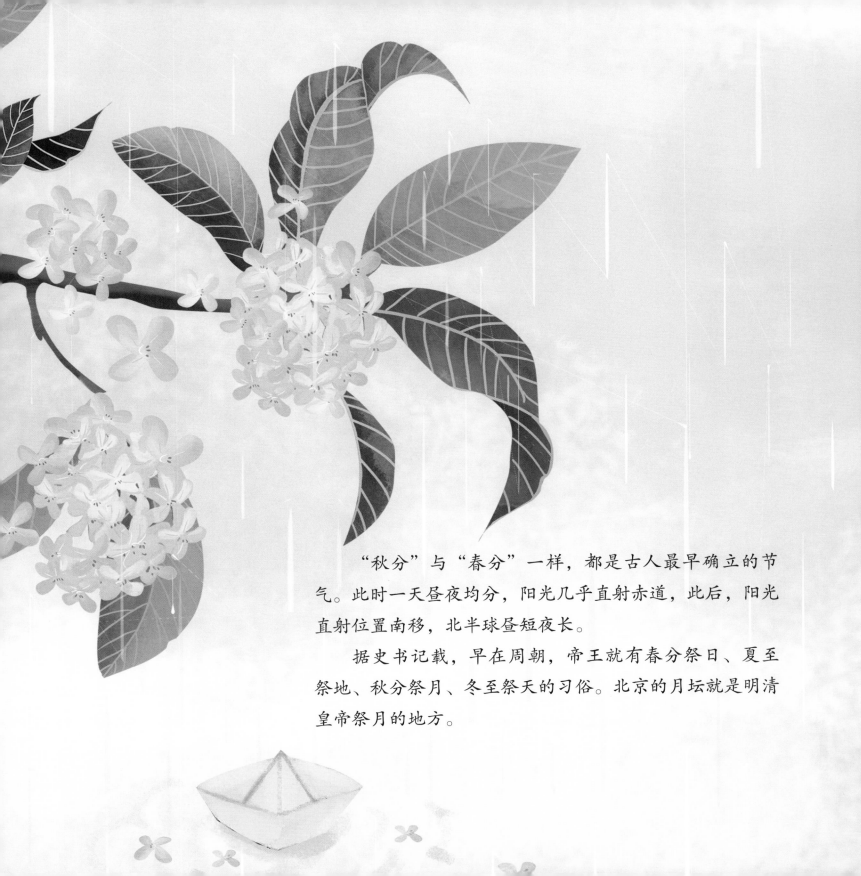

　　"秋分"与"春分"一样，都是古人最早确立的节气。此时一天昼夜均分，阳光几乎直射赤道，此后，阳光直射位置南移，北半球昼短夜长。

　　据史书记载，早在周朝，帝王就有春分祭日、夏至祭地、秋分祭月、冬至祭天的习俗。北京的月坛就是明清皇帝祭月的地方。

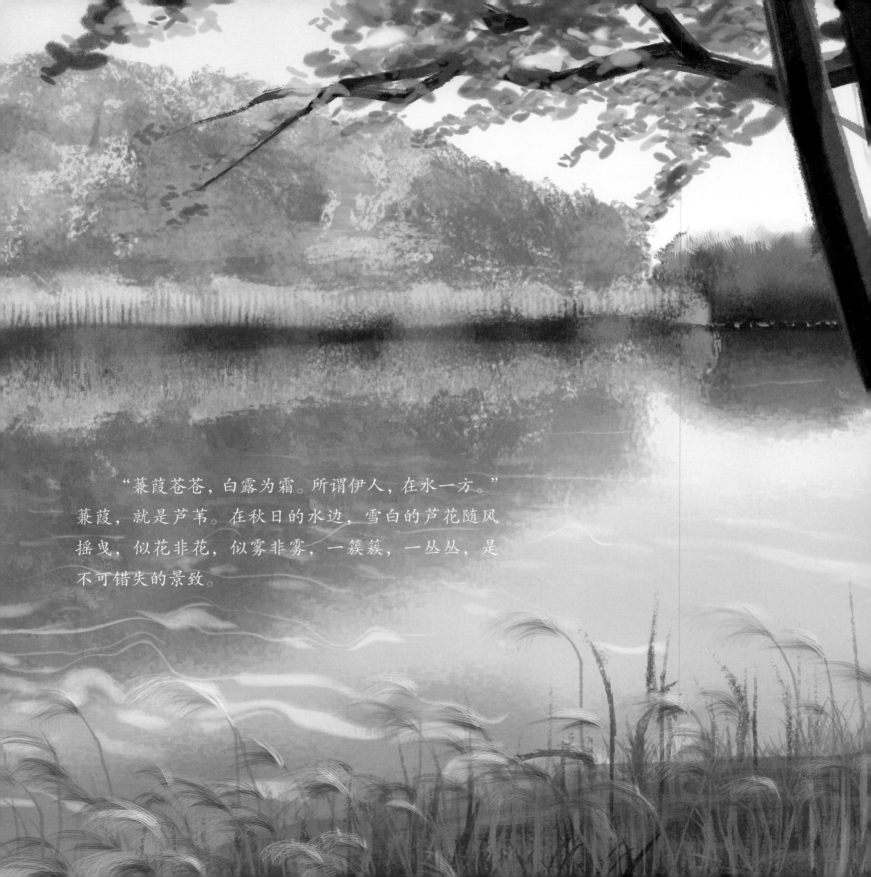

"蒹葭苍苍，白露为霜。所谓伊人，在水一方。"
蒹葭，就是芦苇。在秋日的水边，雪白的芦花随风
摇曳，似花非花，似雾非雾，一簇簇，一丛丛，是
不可错失的景致。

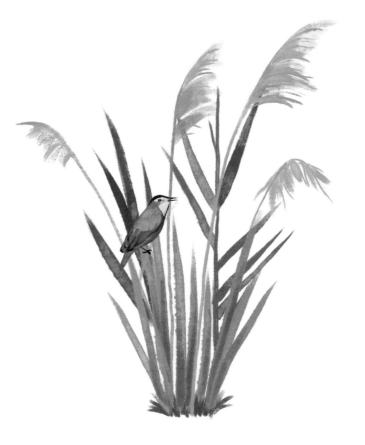

芦苇

芦苇杆中纤维素含量较高，可以用来造纸。古代，百姓用干燥的芦苇秆编成"苇席"，铺炕、盖房。另外，古代有种乐器叫芦笛，是用芦叶卷起来做成的。古代的扫把，大部分是用芦苇穗做的，古代的枕头，大部分是用芦苇花填充的。

你知道吗？芦苇也是全株可以入药的植物。芦根性寒、味甘，可以用于清胃火、除肺热。《本草纲目》中记载，芦叶有"治霍乱呕逆"的功效；芦花有止血解毒，治疗上吐下泻的功效。

水边还有不少可以入药的植物，比如泽泻、菖蒲，等等。试着查阅资料去了解它们吧！

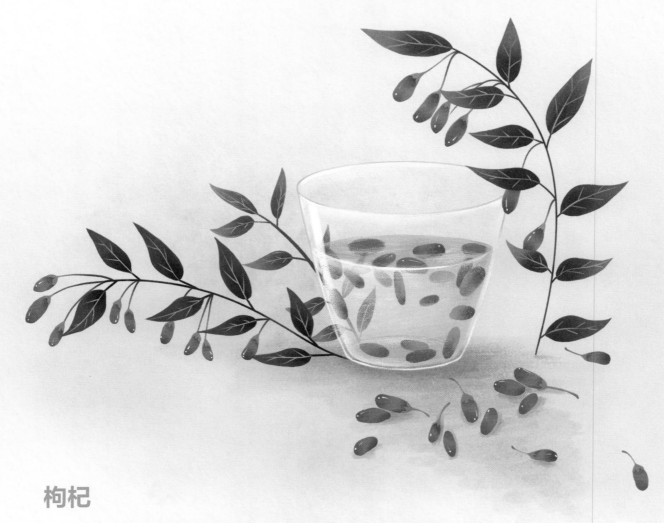

枸杞

到了秋天，枸杞的果实色如玛瑙、形如水滴，煞是惹人喜爱。

枸杞全身是宝。它的幼嫩苗叶，俗称枸杞头，凉拌、做汤都是美味。它的根叫地骨皮，有清肺降火的功效。枸杞子更是历代医药家十分重视的滋补药，有滋肾益精、养肝明目、强壮筋骨之效。

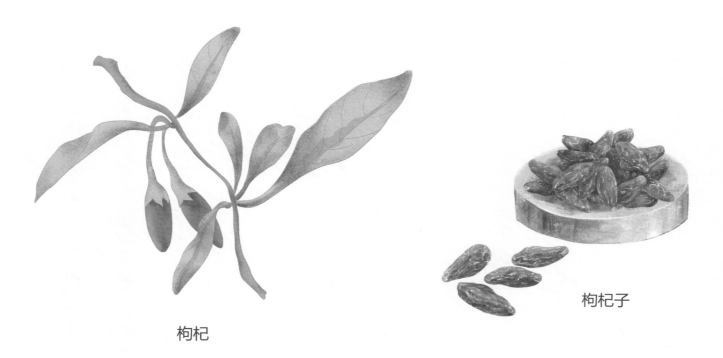

枸杞

枸杞子

传说北宋年间，一位官府使者去西河出差，碰见一位少女正在棒打一位白发驼背的老翁。使者非常愤怒，便把那女子抓来问罪。经过询问，那老翁竟是"妙龄女子"的曾孙。原来，那位"妙龄女子"已经 200 多岁了，只因为每天服用枸杞子才看起来那么年轻。她责打那位老翁，是因为他不肯按时服用枸杞。

故事有夸张的成分，但是，枸杞的补益之功是在历代医书都有记载的。《神农本草经》中说，枸杞"久服坚筋骨，轻身不老，耐寒暑"。

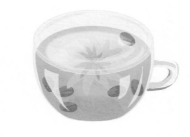

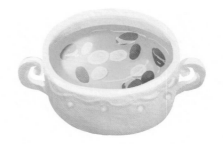

枸杞养生茶

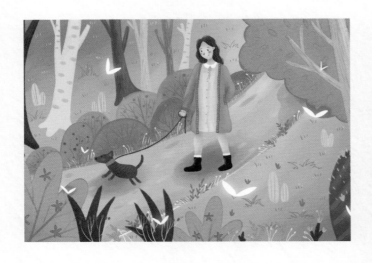

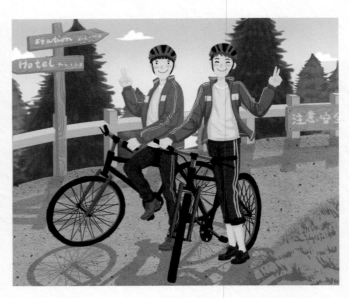

　　秋季养生，应以"收"为主。运动宜选择轻松平缓的项目，比如登山、步行、打太极拳、骑自行车、跳舞等。锻炼时应根据户外气温变化，增减衣物。锻炼后若出汗较多，可适量补充一些淡盐水。平时多用冷水洗脸对预防伤风感冒有一定的效果。

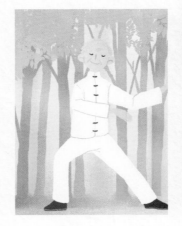

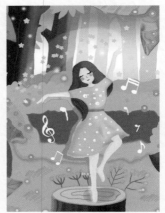

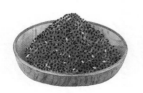

芝麻

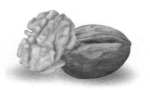

核桃

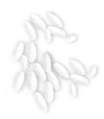

糯米

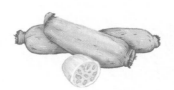

藕

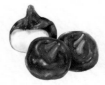

荸荠

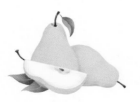

秋梨

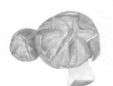

柑橘

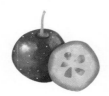

山楂

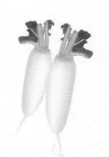

白萝卜

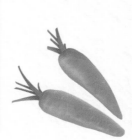

胡萝卜

　　秋分时节，饮食上要特别注意预防秋燥。秋分的凉"燥"不同于白露的温"燥"，所以，要多吃一些温润的食物，比如芝麻、核桃、糯米等。秋天上市的果蔬品种多样，像藕、荸荠、甘蔗、秋梨、柑橘、山楂、苹果、葡萄、百合、银耳、柿子、白萝卜、胡萝卜等，都是调养佳品。除饮食外，还要记得给皮肤做些补水保养，以防干裂。

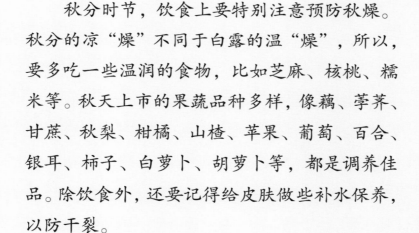

苹果

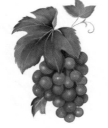

葡萄

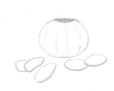

百合

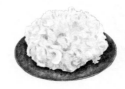

银耳

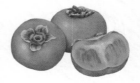

柿子

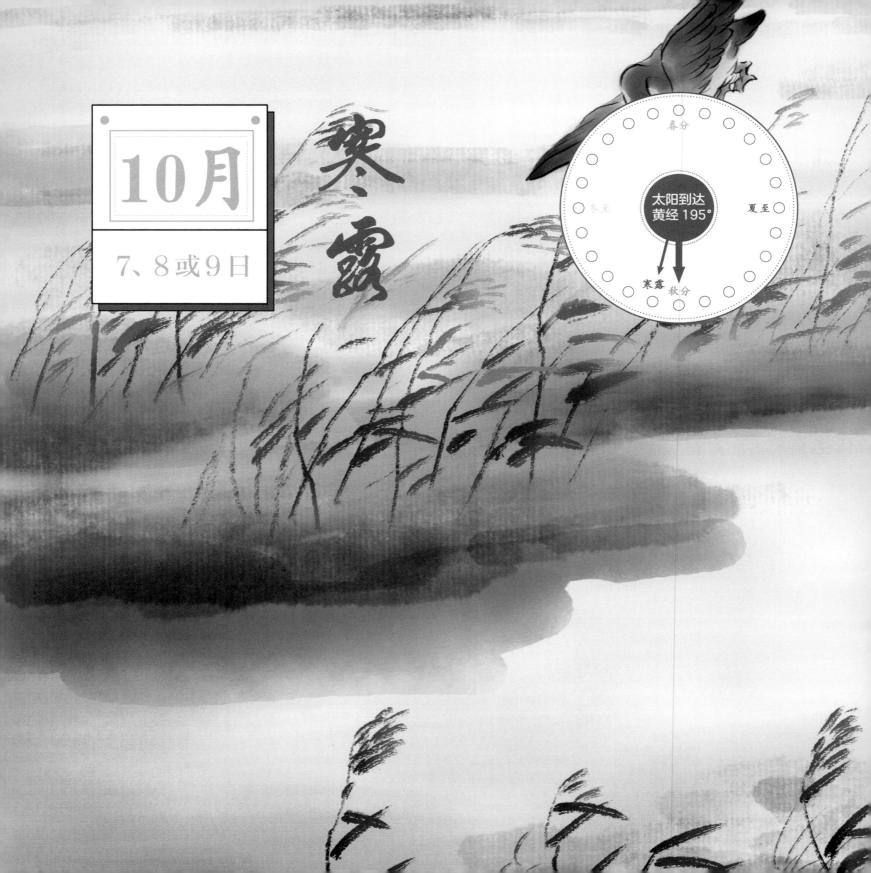

10月

7、8或9日

寒露

太阳到达黄经195°

春分
夏至
冬至
寒露 秋分

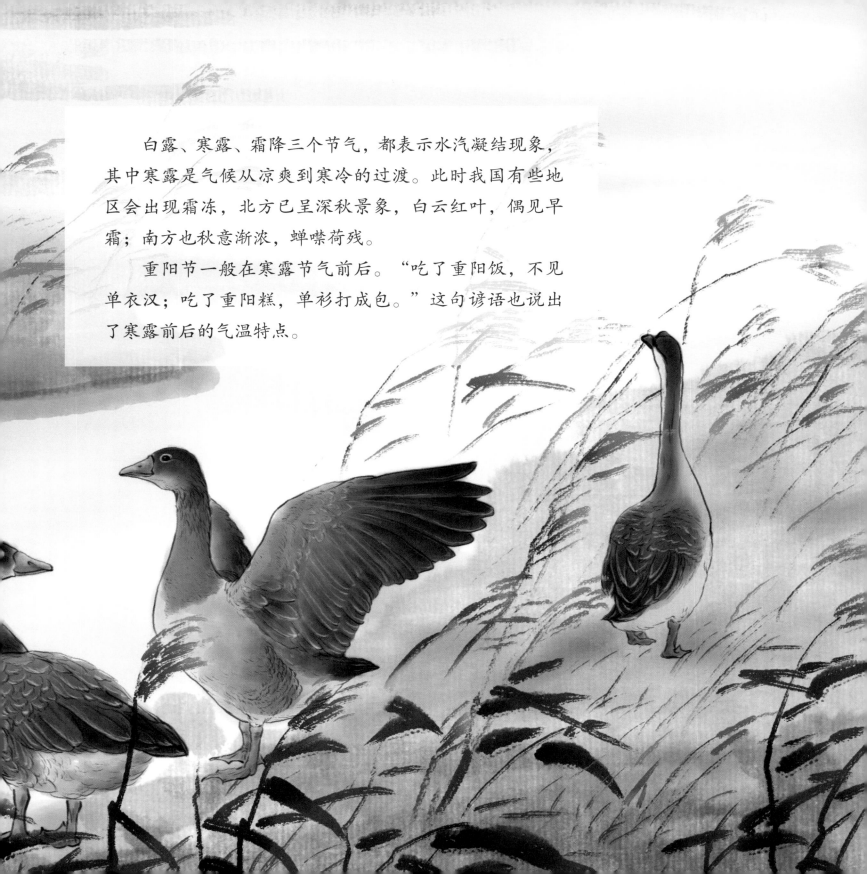

　　白露、寒露、霜降三个节气，都表示水汽凝结现象，其中寒露是气候从凉爽到寒冷的过渡。此时我国有些地区会出现霜冻，北方已呈深秋景象，白云红叶，偶见早霜；南方也秋意渐浓，蝉噤荷残。

　　重阳节一般在寒露节气前后。"吃了重阳饭，不见单衣汉；吃了重阳糕，单衫打成包。"这句谚语也说出了寒露前后的气温特点。

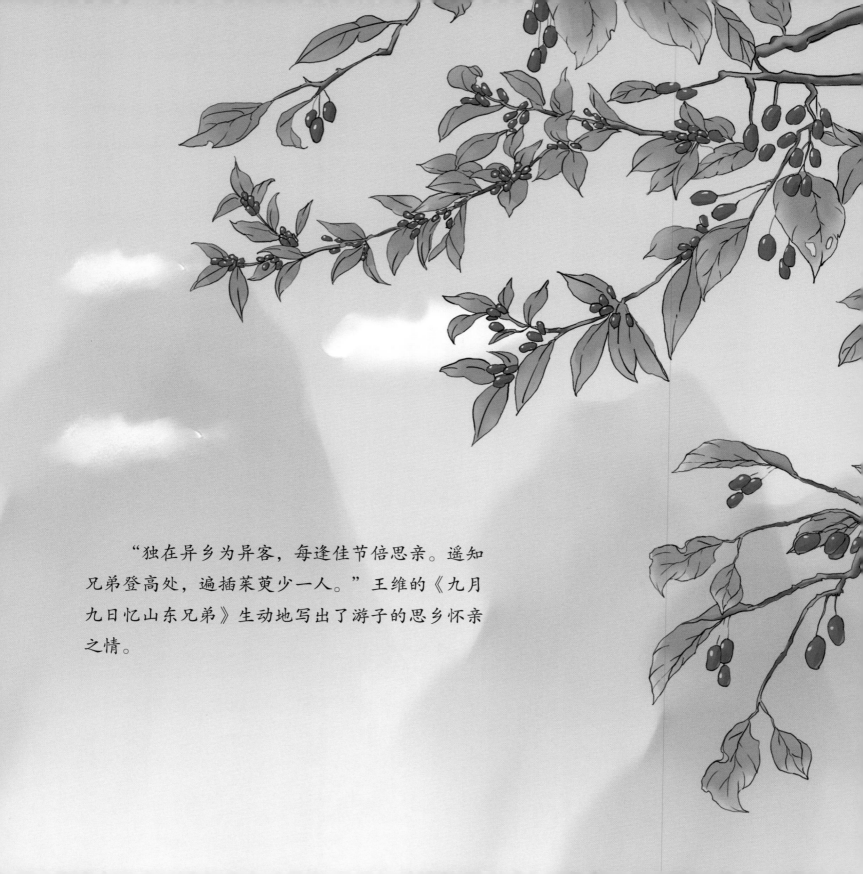

"独在异乡为异客，每逢佳节倍思亲。遥知兄弟登高处，遍插茱萸少一人。"王维的《九月九日忆山东兄弟》生动地写出了游子的思乡怀亲之情。

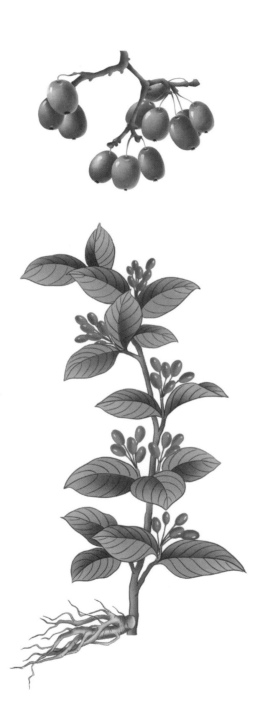

茱萸

　　茱萸有山茱萸、吴茱萸、食茱萸三种，分别开小黄花、黄绿色小花、淡绿色小花。诗中的"茱萸"是吴茱萸，多生于山川低谷。

　　山萸肉味酸涩、性微温，有补肝肾、涩精气、固虚脱、健脾胃等功效，在中成药知柏地黄丸、六味地黄丸里，山萸肉都是主药。

　　吴茱萸，则有散寒止痛、降逆止呕之功。据说吴茱萸春秋战国时代只生长在吴国，名叫吴萸。有一年，吴国将吴萸作为贡品进献给楚国。楚王觉得礼物太轻，甚是不悦，便把礼物退回。有位精通医道的朱大夫悄悄留下几株种在自家院子里。一日，楚王胃疼难忍，诸药无效，是朱大夫用吴萸煎汤治好了楚王的病。病愈后，楚王立即派人前往吴国道歉，并号召楚国广种吴萸。为了让人们永远记住朱大夫的功劳，楚王还把吴萸更名为吴茱萸。

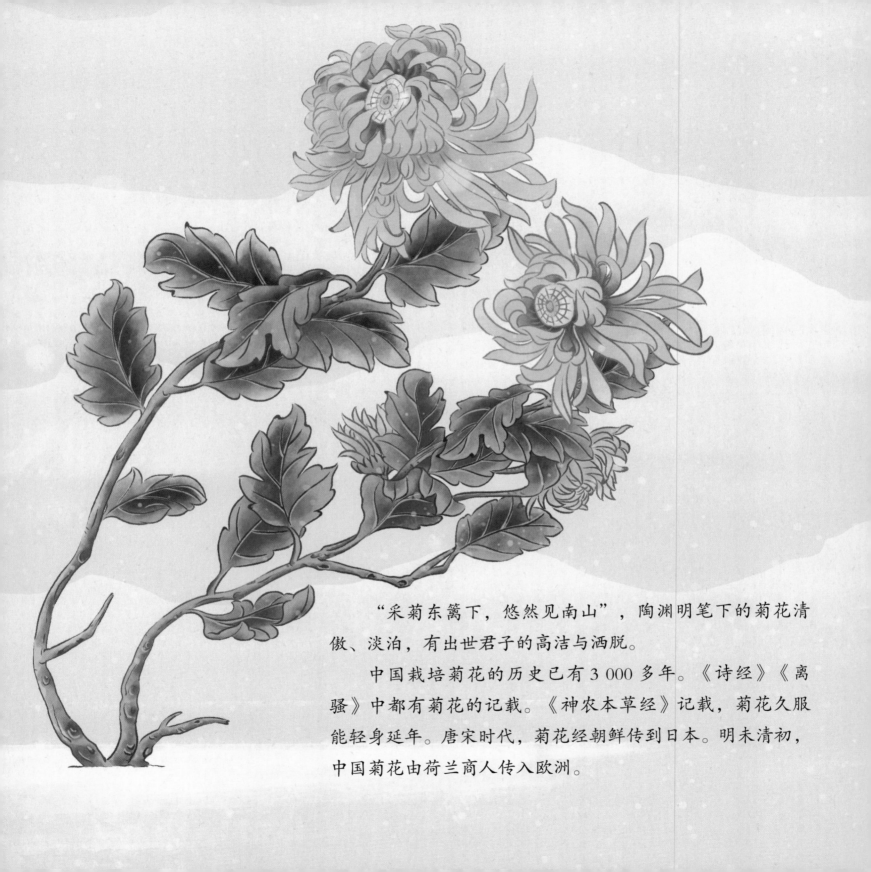

"采菊东篱下，悠然见南山"，陶渊明笔下的菊花清傲、淡泊，有出世君子的高洁与洒脱。

中国栽培菊花的历史已有3 000多年。《诗经》《离骚》中都有菊花的记载。《神农本草经》记载，菊花久服能轻身延年。唐宋时代，菊花经朝鲜传到日本。明末清初，中国菊花由荷兰商人传入欧洲。

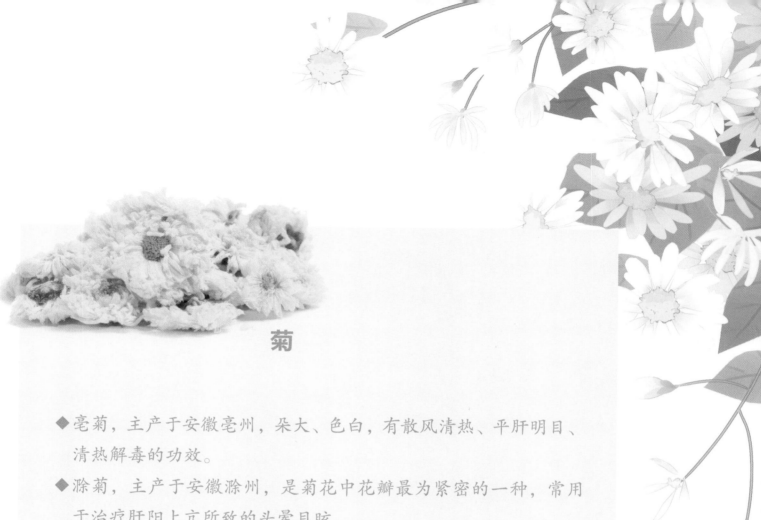

菊

◆亳菊，主产于安徽亳州，朵大、色白，有散风清热、平肝明目、清热解毒的功效。

◆滁菊，主产于安徽滁州，是菊花中花瓣最为紧密的一种，常用于治疗肝阳上亢所致的头晕目眩。

◆贡菊，主产于安徽黄山一带，因在古代常被作为贡品献给皇帝而得名。花朵雪白，蒂呈绿色，有清肝明目、养肝养眼的作用。

◆杭菊，主产于浙江桐乡一带，朵大瓣宽，白色或黄白色。杭白菊特别适合泡茶饮用，与枸杞同服有养肝明目的作用；杭黄菊则善于疏风清热，常用于治疗头痛目赤、咽喉疼痛。

◆怀菊，主产于河南焦作一带，同滁菊功效相似，能平肝明目。

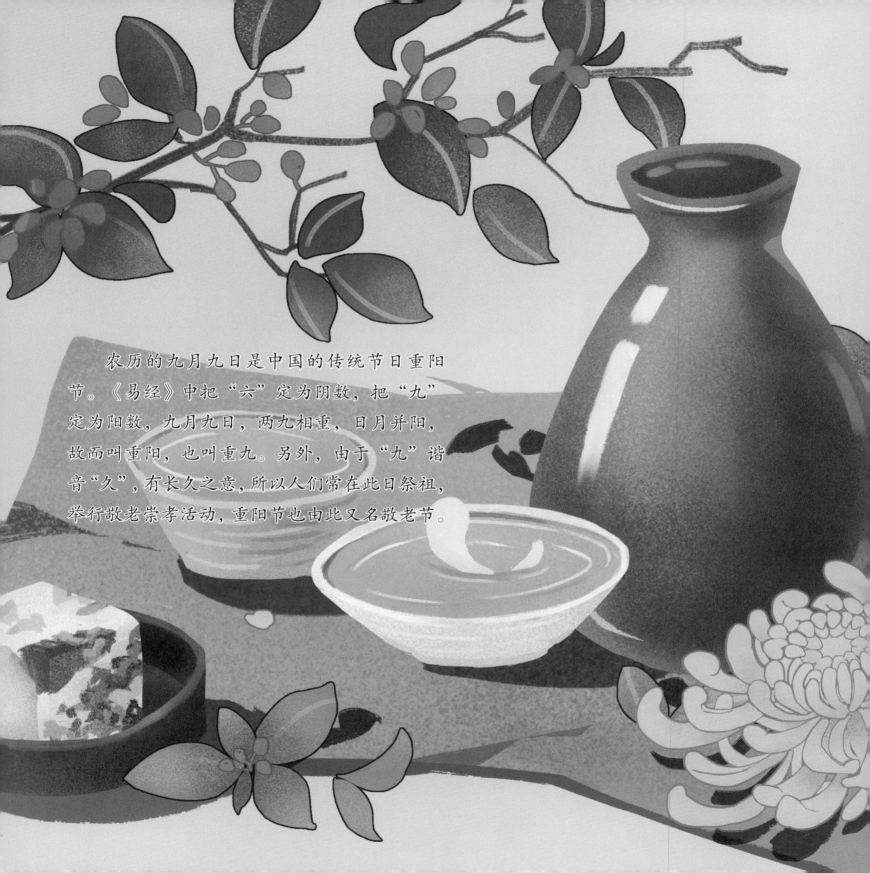

农历的九月九日是中国的传统节日重阳节。《易经》中把"六"定为阴数，把"九"定为阳数，九月九日，两九相重，日月并阳，故而叫重阳，也叫重九。另外，由于"九"谐音"久"，有长久之意，所以人们常在此日祭祖，举行敬老崇孝活动，重阳节也由此又名敬老节。

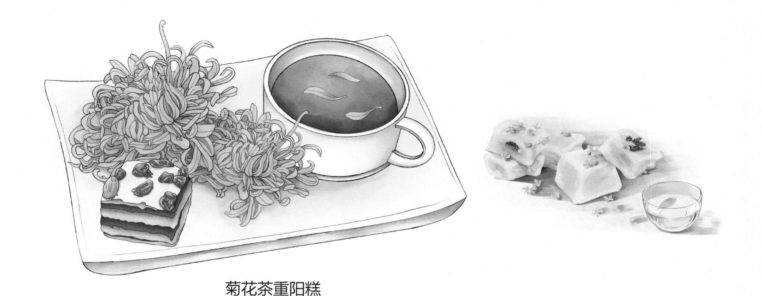

菊花茶重阳糕

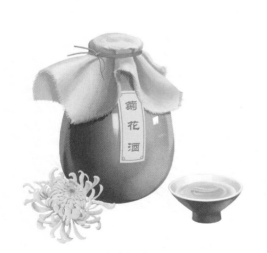

菊花酒

战国时期就已经有过重阳的习俗，到了唐代，重阳被正式定为民间节日，此后历朝历代沿袭至今。重阳节人们一般会登高、赏菊、喝菊花酒、插茱萸，还要吃糕。

重阳糕多用米粉、豆粉等发酵制成，用枣、栗、杏仁做点缀，还插有五色小彩旗。据说，在糕上插小彩旗的习俗源于平原地区的乡民不便于登山，就用谐音的"糕"来代替登高，用在糕上插小彩旗来代替插茱萸。

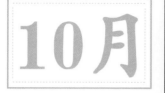

10月

23 或 24 日

霜降

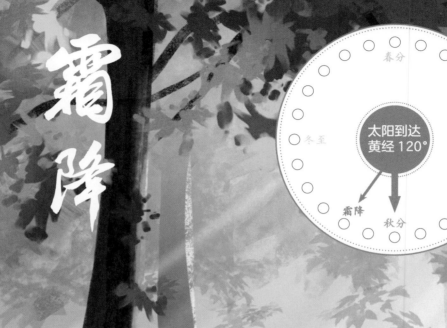

太阳到达黄经120°

春分

冬至　　　　夏至

霜降　秋分

　　霜降是秋季的最后一个节气，也意味着冬天的开始。陆游在《霜月》中写有"枯草霜花白，寒窗月新影。"说明早霜一般出现于深秋晴朗的月夜。深秋的晴夜没有云彩，地面散热增多，温度骤降到 0 ℃以下的时候，水汽就会凝结在草丛、树叶或泥土上，形成细微的冰针或霜花。

　　"霜叶红于二月花"。霜降过后，枫树、黄栌树等在秋霜的抚慰下，开始漫山遍野地变成红黄色，如火似锦，非常壮观。

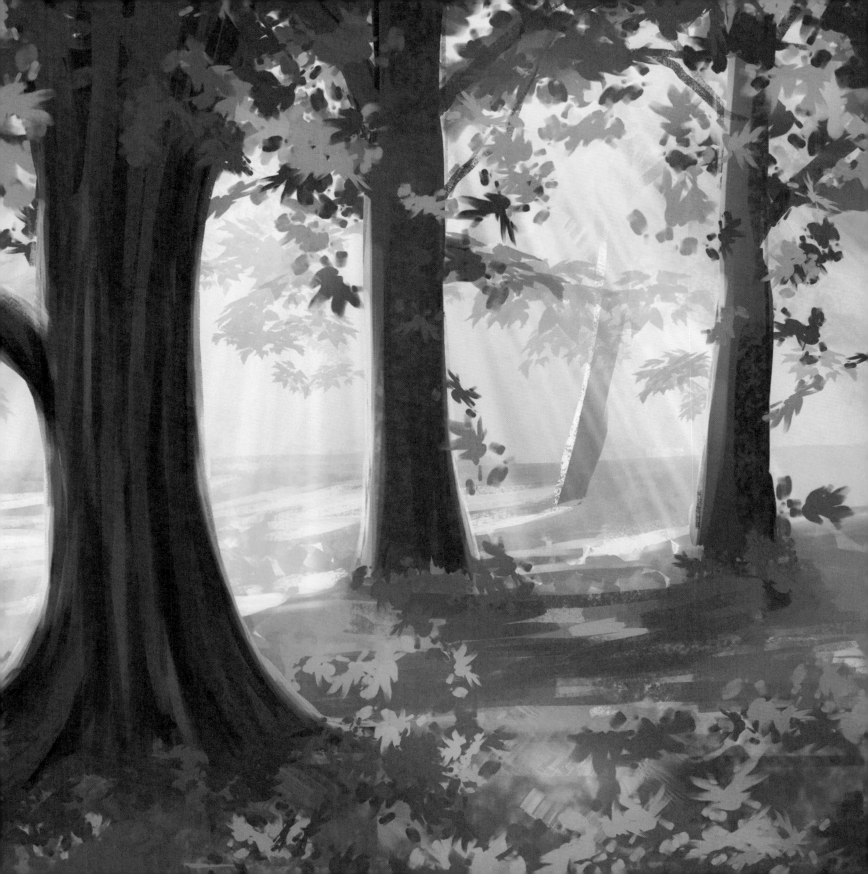

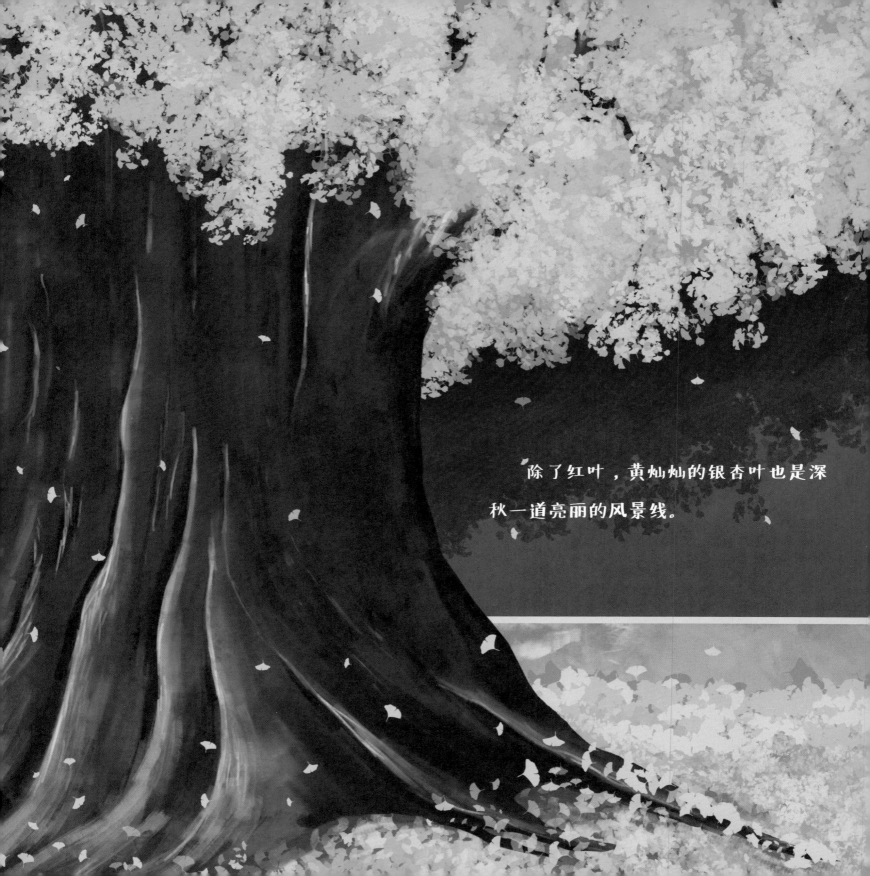

除了红叶，黄灿灿的银杏叶也是深
秋一道亮丽的风景线。

银杏

　　银杏最早出现于 3.45 亿年前的石炭纪，曾广泛分布于北半球的欧、亚、美洲，白垩纪晚期开始衰退。至 50 万年前，发生了第四纪冰川运动，地球突然变冷，绝大多数银杏类植物濒于绝种，只有中国的银杏奇迹般地保存下来。所以，银杏被科学家称为"活化石"和"植物界的熊猫"。山东日照莒县浮来山上的一棵银杏树，距今已有 4 000 余年的历史。

　　银杏的树叶和果实均可入药。银杏叶提取物对治疗冠心病、心绞痛和高脂血症有明显效果。银杏果俗称白果，白果有通畅血管、滋阴养颜的功效。

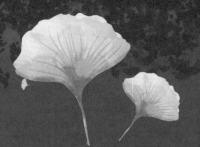

银杏叶

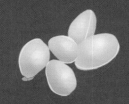

银杏果

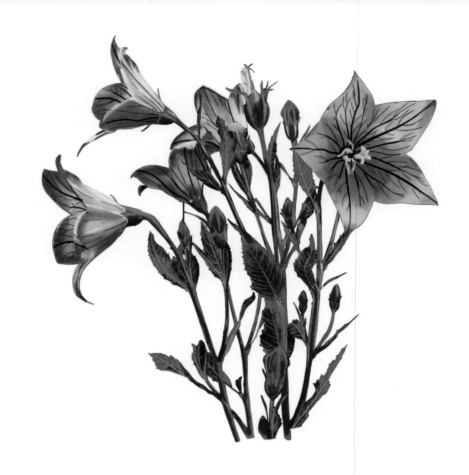

桔梗

　　霜降，也到了桔梗收获的节气。我们对桔梗的了解，大概源于鲁迅先生的传统名篇《藤野先生》，说先生从东京转到仙台，弃医从文，一切都颇受关照，只是每天总要喝难以下咽的桔梗汤。

　　桔梗的朝鲜文名字叫做"道拉基"。在朝鲜族的民间传说中，道拉基是一位姑娘的名字。地主抢她抵债时，她的恋人因砍死地主而被处死，姑娘也悲痛自尽。第二年春天，她的坟上开出了一种紫色的小花，人们叫它"道拉基"。

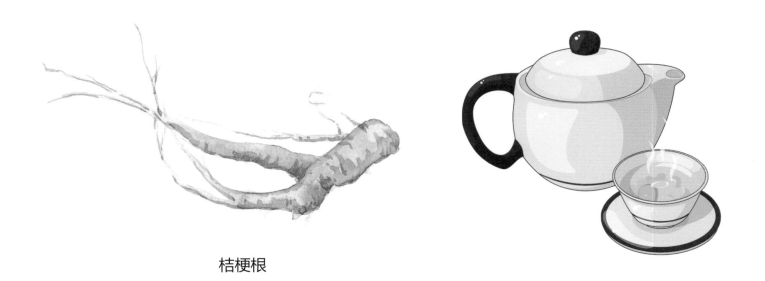

桔梗根

　　鲁迅先生说的桔梗汤到底有多难喝，我们不得而知，但桔梗却是朝鲜族同胞制作酱菜的主要原料。

　　桔梗有重要的药用价值，它的主要活性成分是根部所含的苷，有祛痰、抗炎、降血压、降血糖、提高人体免疫力的作用。

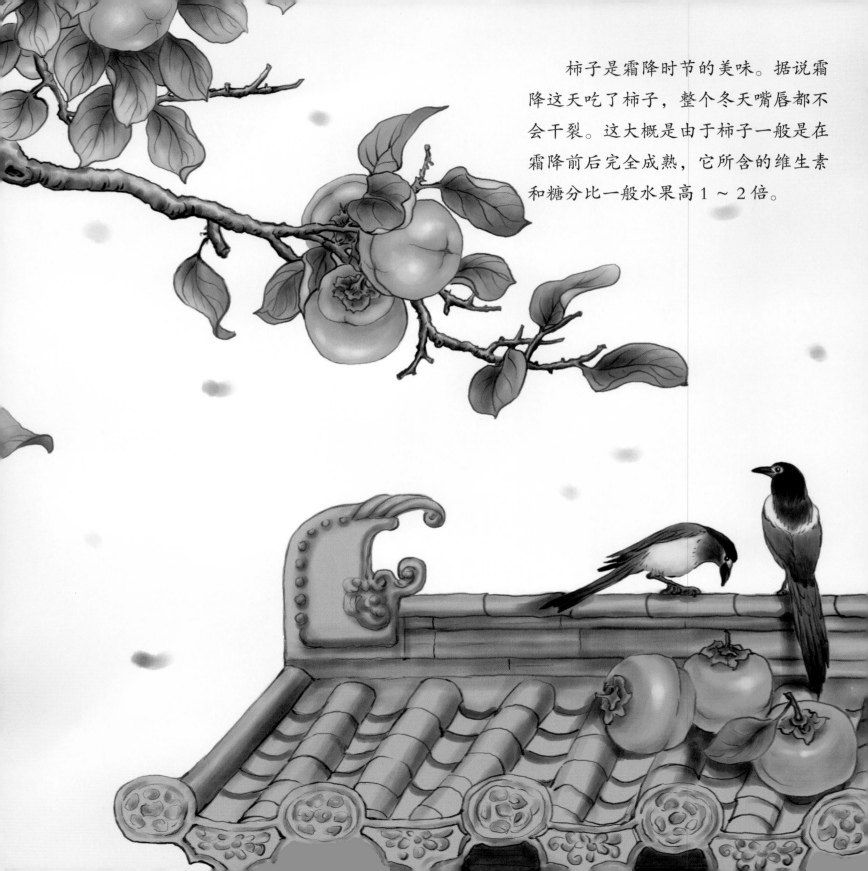

柿子是霜降时节的美味。据说霜降这天吃了柿子，整个冬天嘴唇都不会干裂。这大概是由于柿子一般是在霜降前后完全成熟，它所含的维生素和糖分比一般水果高 1 ~ 2 倍。

柿子虽然美味，但一定不要空腹吃，吃的时候也要适量。另外，柿子的鞣酸含量较高，注意不要与高蛋白的食物同食，吃完柿子一定不要喝酒，否则容易得胃结石。

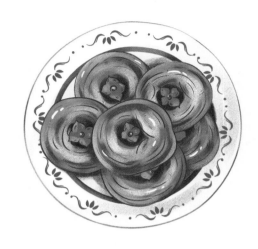

柿饼

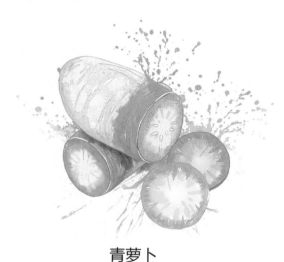

青萝卜

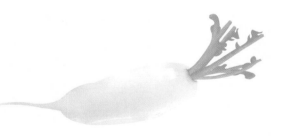

白萝卜

在山东，有霜降吃萝卜的习俗。潍坊的青萝卜非常出名。青萝卜脆爽甘甜，有健胃消食、顺气利尿的作用。而白萝卜辣味重一些，通气润便、除痰润肺的作用更佳。

我是中医小郎中

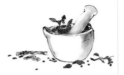

煎药的目的，是把药物里的有效成分经过溶解、扩散、渗透等物理、化学过程，转到汤液里去。清代医学家徐大椿说："煎药之法最宜深讲，药之效与不效，全在于此。"

器具

煎药器具以砂锅为好，忌用铁锅、铜锅。

用水

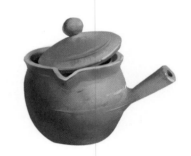

水量以没过药材约 2 厘米为宜。需久煎的药物加水量可略多，煎煮时间较短的药物水量淹没药物即可。

浸泡

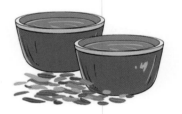

多数药物煎煮之前需用冷水浸泡 30 分钟左右，以种子、果实为主的药需浸泡 1 小时以上。

火候

一般未沸前用大火，沸后用小火保持微沸状态。一般的药沸后煎煮 10 ~ 15 分钟即可，滋补药一般需煎煮 30 ~ 40 分钟，多数矿物药宜煎煮 1 小时以上。

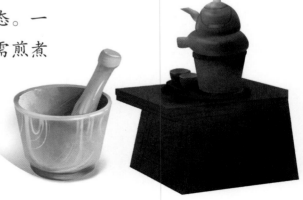

次数

一剂药一般煎两次，补益药煎三次。

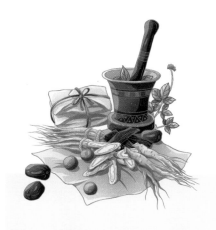

特殊煎煮

多数药物可以同时入煎，但是有些药物需做特殊处理。

★先煎——贝壳、甲壳、化石以及多数矿物药，因需要长时间煎制，所以应先煎30分钟左右再加入其他药同煎。

还有一些中药毒性较大，如附子、生半夏、马钱子等，这些药物也应先煎，以降低其毒性，保证用药安全。

★后下——薄荷、藏红花、大黄、番泻叶等药物煎煮时间过久药效会降低很多，宜等其他药煎煮完毕再将其放入，煎沸5～10分钟即可。

★包煎——有些药物特别黏腻或煎煮后不易滤除，可以先用纱布包起来，再和其他药一起煎。

★另煎——一些名贵中药宜单煎或研细冲服，否则易造成浪费。

★烊化——鹿角胶、阿胶等胶类药物需要另放入容器内隔水炖化后再加入其他药物同服。

★冲服——不宜煎煮的药物（如芒硝）、液态药物（如竹沥、姜汁等），可用开水冲服或与其他药液混合后服用。

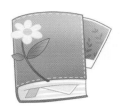

我的自然观察笔记

　　花儿有它的悲伤，鸟儿也有它的欢喜；蝴蝶努力完成蜕变，种子永远为萌发而蓄势发力……

　　观察自然，可以让我们所有的感官都活跃起来，从花草到昆虫到树木，从视觉、听觉、触觉再到自己的内心世界，我们的心灵也由此变得更加纯净而明快。

　　美国海洋生物学家蕾切尔·卡逊说过："那些感受大地之美的人，能从中获得生命的力量，直至一生。"

　　来吧，让我们一起从小亲近自然，养成随时随地把自己看到的和想到的事情记录下来的习惯。愿这些我们在自然中找寻到的美好时刻，可以不断开阔我们的想象力和创造力，让我们了解发现和探索的意义！

观 察 时 间	公历		农历		节气	
观 察 地 点						
一起观察的同伴						
我的观察目标			我的观察目的			

我的观察记录 （可以用文字也 可以用图片、图 画、视频记录）	
我的观察思考	
我的补充研究	

图书在版编目（CIP）数据

藏在中药里的二十四节气 / 刘兵主编 . —济南：山东友谊
出版社 , 2022.8（2025.2 重印）

ISBN 978-7-5516-2583-8

Ⅰ . ①藏… Ⅱ . ①刘… Ⅲ . ①中药学- 少儿读物②二十四
节气- 少儿读物 Ⅳ . ① R28-49 ② P462-49

中国版本图书馆 CIP 数据核字 (2022) 第 116895 号

藏在中药里的二十四节气

CANGZAI ZHONGYAO LI DE

ERSHISI JIEQI

策划统筹：何慧颖　王　震

责任编辑：肖　静　刘一凡

装帧设计：刘一凡

特约创意：郑国栋　徐建明

特约审稿：李昆仑　胡　博　边保京

特约绘画：蒿芙蓉　郑　爽

主管单位：山东出版传媒股份有限公司

出版发行：山东友谊出版社

地址：济南市英雄山路 189 号　邮政编码：250002

电话：出版管理部（0531）82098756

发行综合部（0531）82705187

网址：www.sdyouyi.com.cn

印　　刷：鹤山雅图仕印刷有限公司

开本：710mm×1000mm　1/12

印张：18　　　　　字数：225 千字

版次：2022 年 8 月第 1 版　印次：2025 年 2 月第 4 次印刷

定价：192.00 元（全四册）

藏在
中药里的
二十四节气

总主编 刘 兵

文/朱在卿 朱润荷　图/刘一凡

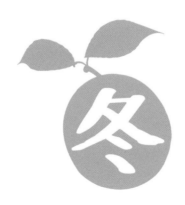

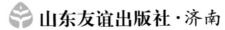
山东友谊出版社·济南

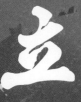

11月

7或8日

立冬

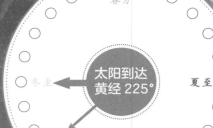

太阳到达
黄经 225°

春分
夏至
冬至
立冬
秋分

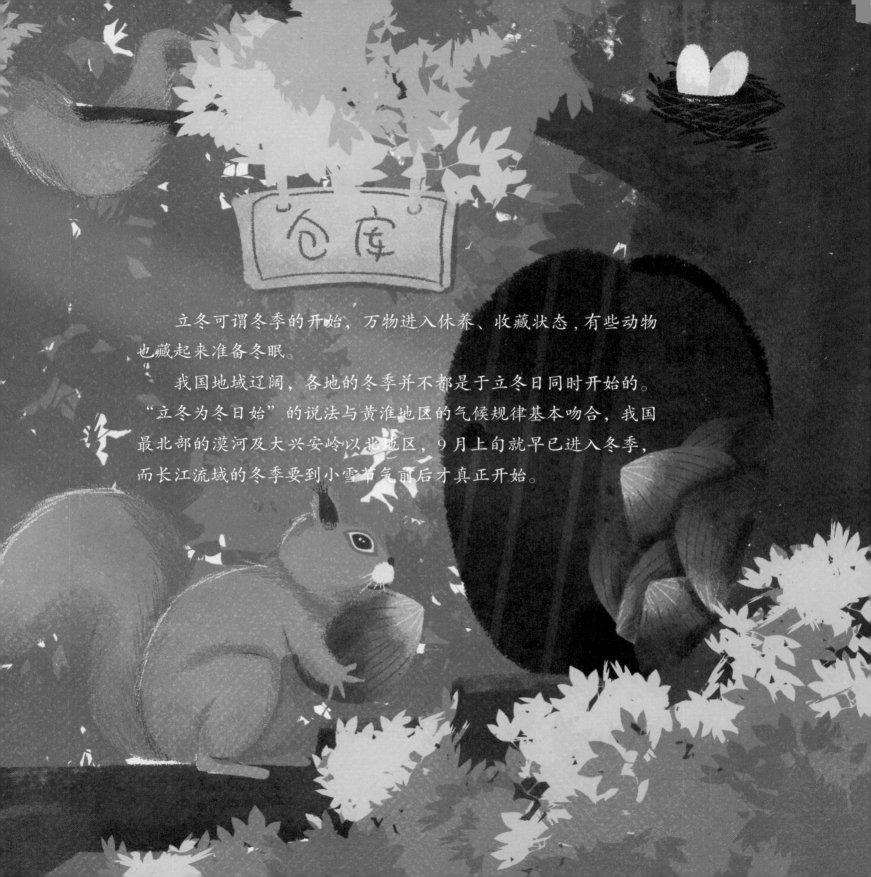

立冬可谓冬季的开始，万物进入休养、收藏状态，有些动物也藏起来准备冬眠。

我国地域辽阔，各地的冬季并不都是于立冬日同时开始的。"立冬为冬日始"的说法与黄淮地区的气候规律基本吻合，我国最北部的漠河及大兴安岭以北地区，9 月上旬就早已进入冬季，而长江流域的冬季要到小雪节气前后才真正开始。

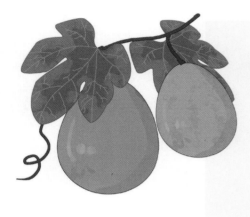

瓜蒌

立冬时节，一种叫瓜蒌的中药到了采收的时候。

传说古时候江南有座高山，山洞里有仙人居住。

有个樵夫进山砍柴，无意间听到仙人说山洞里结了好大的一对金瓜。进洞的咒语是七月七午时三刻在洞门口念一句："天门开，地门开，摘金瓜的主人要进来！"

七月七午时三刻，樵夫来到洞口，嘴里念着咒语，只听嘎的一声，真有一扇石门在面前打开。山洞中又出现了一个金光闪闪的山洞，山洞里长着一架碧绿的青藤，上边结着一对金瓜。樵夫十分高兴，摘了金瓜一口气跑回家。谁知，到家仔细一看，不过是两个普普通通的瓜。樵夫以为上了当，就把它们扔到了一边。

过了些日子，樵夫无意间得知那对金瓜是名贵的药材，有润肺、清热的作用。樵夫找到那两个瓜，可已经全烂了。

樵夫把瓜籽种在院子里。几年后，院子里结了一大片金瓜，樵夫就用这种瓜给人治病。那些长年咳嗽痰喘的病人，吃了这种瓜，都好了。由于这种植物会爬到很高的地方结瓜，所以人们就给它取了个名叫"瓜楼"，后来又写成"瓜蒌"或"栝楼"。

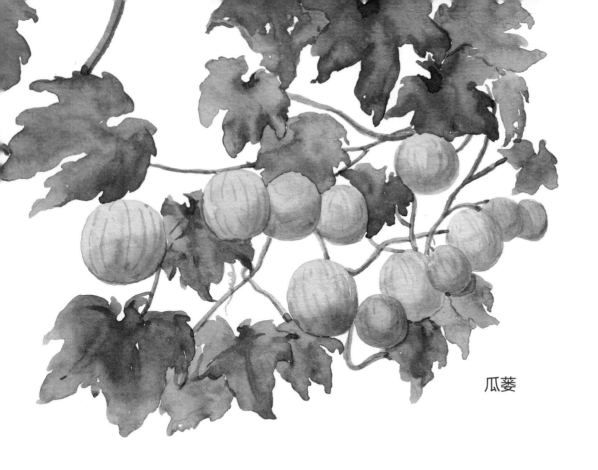

瓜蒌

　　瓜蒌每年七月开花，霜降至立冬果实成熟。
当果实变成淡黄色时，采摘晾干，即成全瓜蒌，
有清热化痰、润肠通便的功效。将果实从果蒂处
剖开，取出瓜和瓤和瓜籽，晒干即成瓜蒌皮，有
利气宽胸、清热散结的功效。瓜蒌的种子叫瓜蒌
仁，有滋补美容、健胃润肺、增强免疫力的作用。
瓜蒌的块根，粗大肥厚，富含淀粉。把瓜蒌根里
的粉状物研磨，就得到"天花粉"，能清热泻火、
生津止渴、排脓消肿。

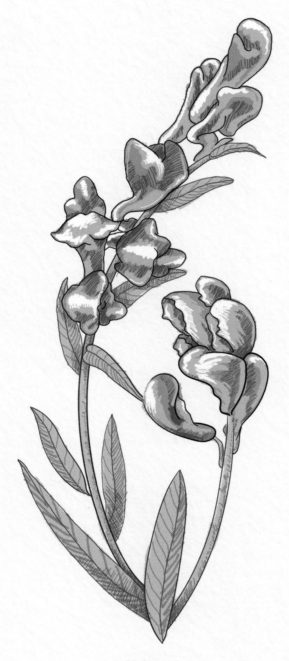

黄芩

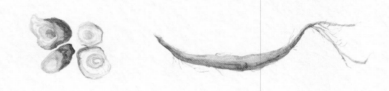

黄芩

　　立冬还有一味宿根外黄内黑且中空的中药采收，叫"黄芩"。

　　黄芩是一种配伍广泛的中药，它常与黄连、栀子等配伍治疗高热；与知母、桑白皮等同用治疗肺热咳嗽；与金银花、连翘等同用治疗毒疮；与白术、竹茹等配合应用还有清热、安胎的作用。

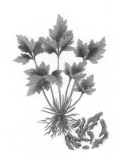

黄连

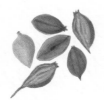

栀子

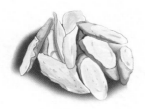

知母

据说，明代李时珍十五六岁时咳嗽不止，并且久治不愈。正当他的父母悲伤绝望之际，村子里来了一位云游的道士。道士说："此病只需黄芩六钱，加水两盅，煎至一盅，服用半月即可痊愈。"半月之后，李时珍真的身热全退，痰多咳嗽的症状也消失了。

一味黄芩居然治好了自己的顽疾，从此，李时珍便跟随道人走上了习医之路。在《本草纲目》中，他对救命的黄芩推崇备加，称"药中肯綮，如鼓应桴，医中之妙，有如此哉！"

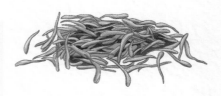

金银花

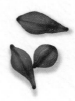

连翘子

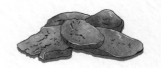

白术

中医认为，立冬之后阳气潜藏，阴气盛极，草木凋零，蛰虫伏藏，万物活动应趋向休止，以养精蓄锐为来年的生机勃发作准备。

民间有立冬补冬的习俗，人们用不同的方式进补以抵御严寒。

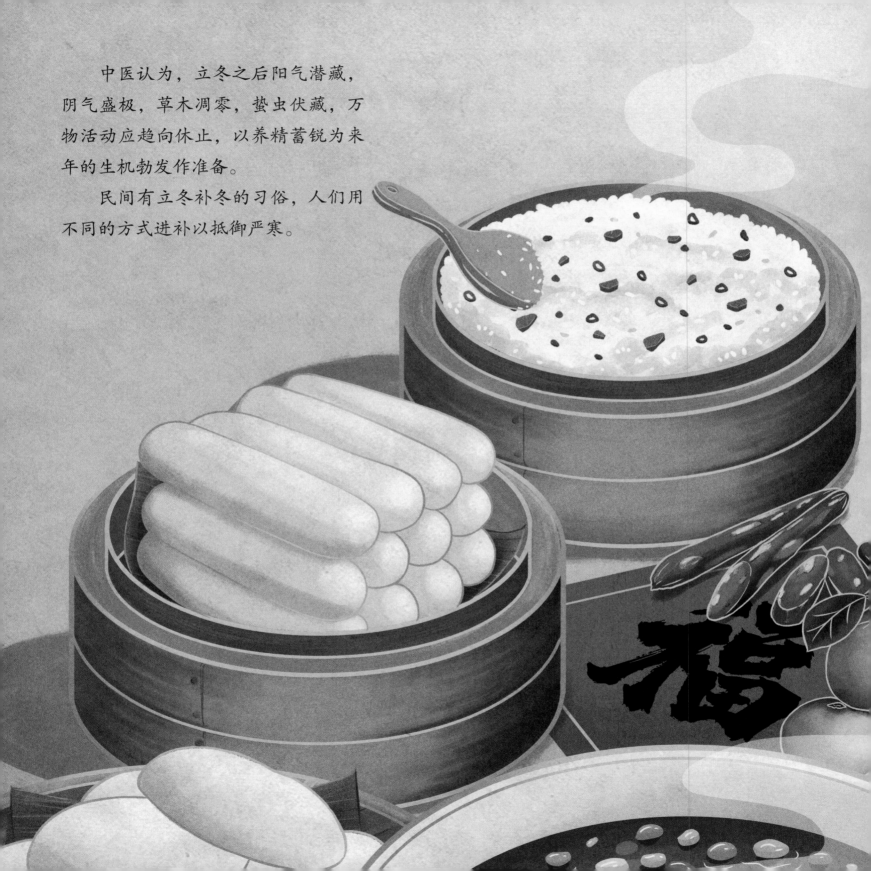

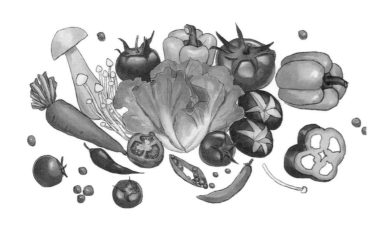

寒冷气候会加速人体蛋白质、脂肪、碳水化合物的分解，人体热量散失也快。所以天冷的时候，要适量增加蛋白质、脂肪、维生素和矿物质的摄入。冬天又是蔬菜的淡季，可适当多吃些薯类、动物的肝脏、胡萝卜、深绿色蔬菜等，增加维生素 A、维生素 C 等的摄取。

我国幅员辽阔，进补的食材也不同：西北地区天气寒冷，宜进补大温大热之品，如牛肉、羊肉等；长江以南要温和得多，进补应选甘温之味，如鸡、鸭、鱼类等；高原山区，雨量较少且气候偏燥，应多吃甘润生津的果蔬。

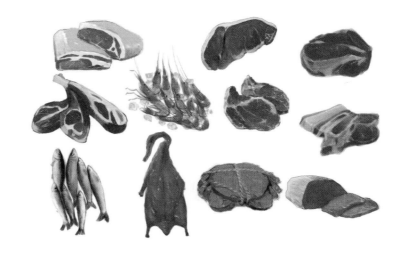

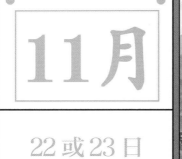

11月

22 或 23 日

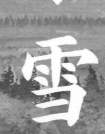

小雪

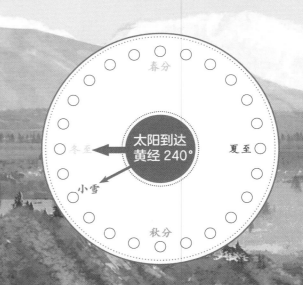

太阳到达
黄经 240°

春分
夏至
冬至
小雪
秋分

小雪和大雪一样是反映气温与降水变化趋势的节气，它的到来，意味着天气会越来越冷，降水量渐增。

古人之所以将这个节气命名为小雪，是个比喻，因为雪是水汽遇冷的产物，代表寒冷与降水。

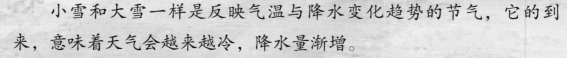

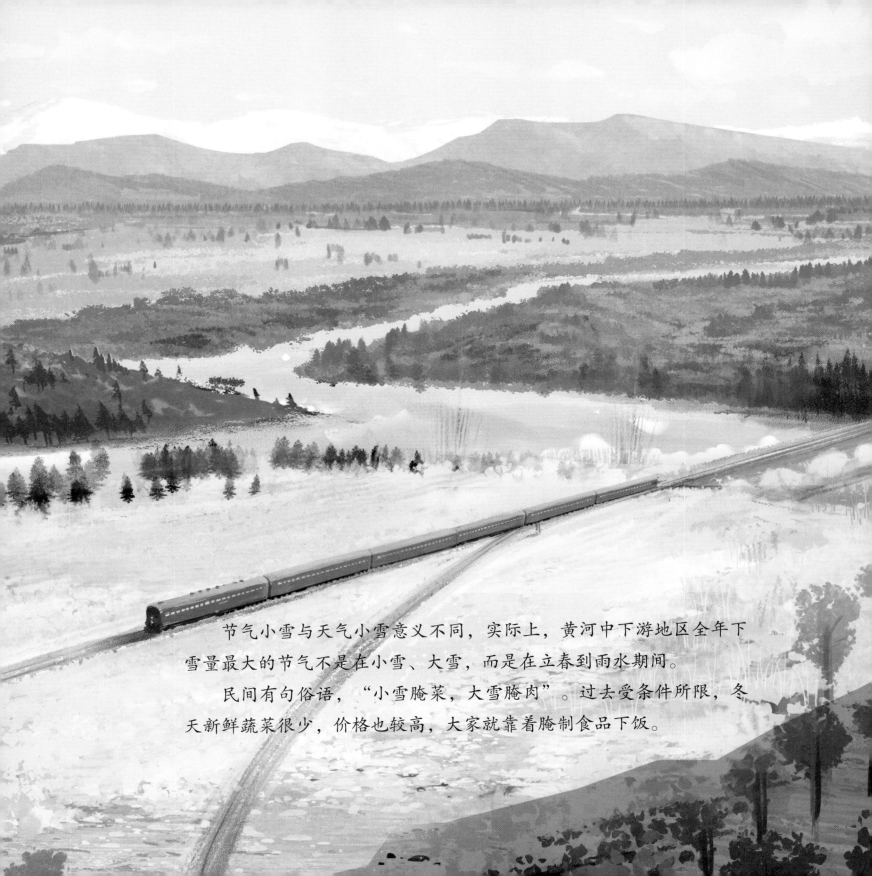

节气小雪与天气小雪意义不同，实际上，黄河中下游地区全年下雪量最大的节气不是在小雪、大雪，而是在立春到雨水期间。

民间有句俗语，"小雪腌菜，大雪腌肉"。过去受条件所限，冬天新鲜蔬菜很少，价格也较高，大家就靠着腌制食品下饭。

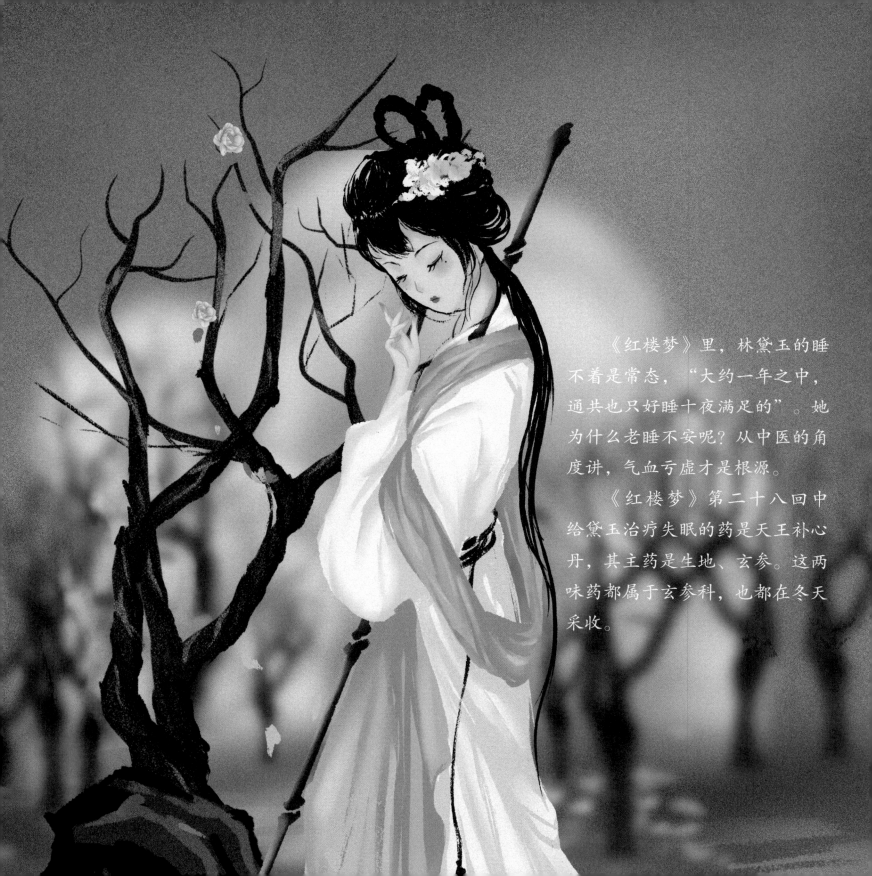

《红楼梦》里，林黛玉的睡不着是常态，"大约一年之中，通共也只好睡十夜满足的"。她为什么老睡不安呢？从中医的角度讲，气血亏虚才是根源。

《红楼梦》第二十八回中给黛玉治疗失眠的药是天王补心丹，其主药是生地、玄参。这两味药都属于玄参科，也都在冬天采收。

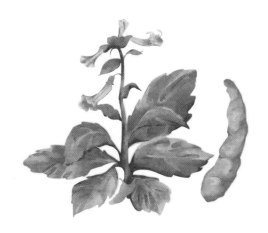

地黄

地黄

　　生地是被晒干的地黄，经九蒸九晒后变为熟地。生地和熟地药性大有不同。生地性寒，有凉血清热、滋阴补肾之功。熟地甘温，有滋阴补血、益精填髓的作用。含有熟地的六味地黄丸，就是著名的补肾良药。生地或熟地配当归、白芍、川芎就成了大名鼎鼎的"四物汤"，用于治疗血虚症。《本草纲目》载："男子多阴虚，宜用熟地黄，女子多血热，宜用生地黄。"

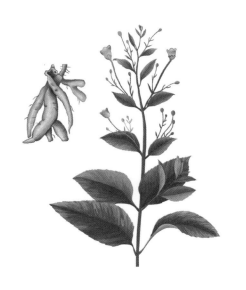

玄参

玄参

　　玄参又叫元参，有凉血滋阴、泻火解毒之效。生地黄、玄参均能清热凉血、养阴生津，玄参的滋阴作用不及生地，但降火之力较生地更强，而且可以解毒散结。二药如若配对，则清热凉血、养阴生津之力倍增。养阴药本身就容易引起困倦之感，黛玉服了天王补心丹，失眠的状况自然就缓解许多了。

牛膝

　　冬天采摘的药材中，有一种叫"牛膝"，其实它是一种植物。牛膝的根部用药，冬季茎叶枯萎时采挖。牛膝也是生熟两用，生牛膝是把根晒干后直接切片，有活血通经的功效；熟牛膝一般加酒拌炒，补肝肾、强筋骨。中医里有一句俗语：无牛膝，不过膝，意思是说牛膝对治疗膝盖以下的腿部疾病疗效显著。

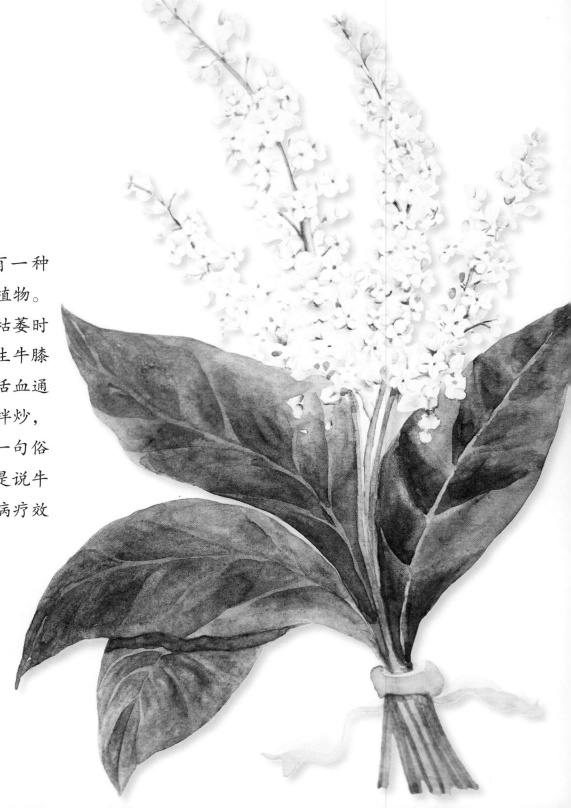

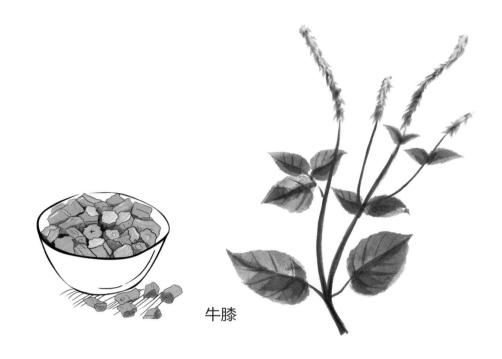

牛膝

关于牛膝名字的由来，还有一个美德故事。

传说有个专治劳损的老郎中，仅凭一味中药，就在当地打响了招牌。他有四个徒弟。随着年龄越来越大，他想把这个秘方传给心地最善良、医德最高尚的一位徒弟。于是，他把四个徒弟叫到一起，说："我年老多病，以后恐怕不能再采药行医了，你们几个已经学会了本事，各自谋生去吧！"刚开始，四个徒弟都表示要善待师傅、陪伴养老。但是，过了一阵以后，大徒弟、二徒弟、三徒弟都不见了踪影，只有小徒弟始终对师傅就像对自己的亲生父母一样孝顺，老郎中便把这味药的使用秘诀传给了小徒弟。小徒弟问老郎中这药叫什么名字，老郎中说他也不知道，既然这味药对膝关节病症的疗效那么好，植物茎上的棱节又很像牛的膝骨，那就叫它"牛膝"吧。

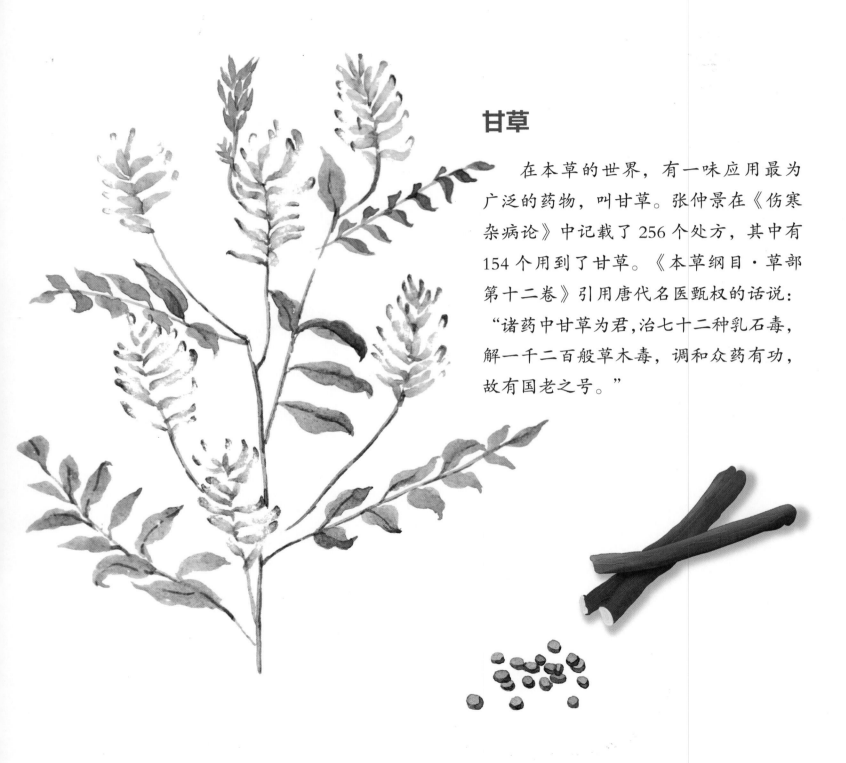

甘草

　　在本草的世界，有一味应用最为广泛的药物，叫甘草。张仲景在《伤寒杂病论》中记载了 256 个处方，其中有 154 个用到了甘草。《本草纲目·草部第十二卷》引用唐代名医甄权的话说："诸药中甘草为君，治七十二种乳石毒，解一千二百般草木毒，调和众药有功，故有国老之号。"

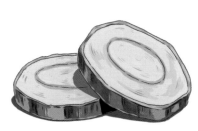
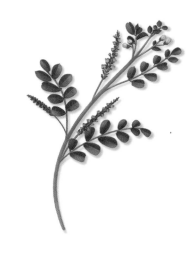

甘草片

据明代陆粲《庚巳编》记载，一天早晨御医盛寅刚走进御药房，突然感到头痛、眩晕，随即昏倒，不省人事。由于病来得急，众人束手无策。有一位民间郎中闻讯后，自荐为盛寅治病。他只是煎了一些甘草浓汤让盛寅服下，没多久，盛寅便苏醒了，御医们颇感惊奇。

这位民间郎中解释道，盛御医没吃早饭就进了药房，胃气虚弱，所以未能抵御药气的熏蒸，中了诸药之毒后昏倒。唐代药王孙思邈说："甘草解百药毒，如汤沃雪"所以，让他服用甘草汤后便可苏醒。

甘草粗大的主根是入药的部分，晒干后切成片，谓之"生甘草"，有清热解毒、润肺止咳的功效。如有咽喉肿痛，可用生甘草10克、金银花几朵泡茶喝。若用蜂蜜加以炮制，则叫炙甘草，功效趋于止痛缓急、补脾益气。遇到胃痛发作，可用炙甘草10克、生姜2片、红糖适量冲汤，趁热喝下，即可缓解。

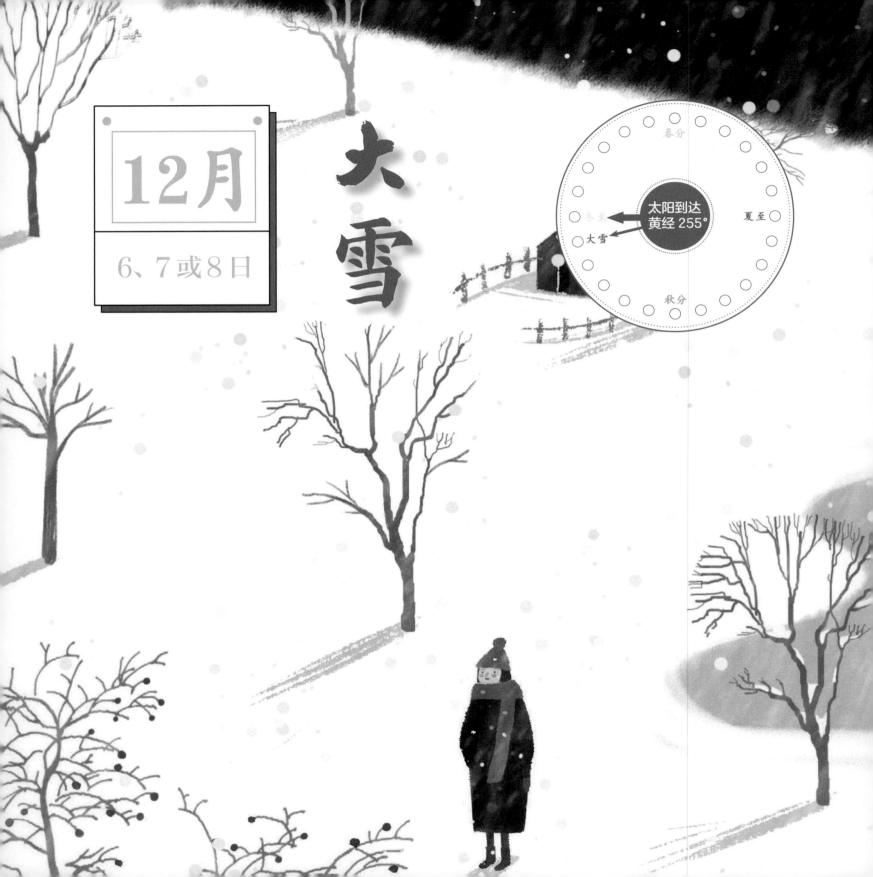

12月

6、7或8日

大雪

太阳到达黄经 255°

春分
夏至
冬至
大雪
秋分

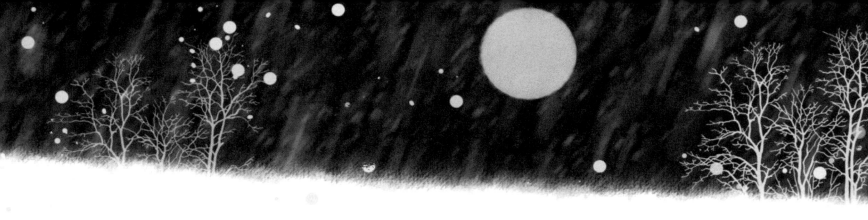

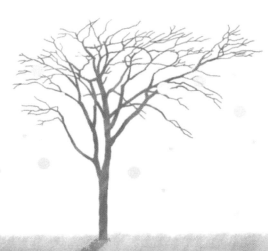

“小雪封地，大雪封河”，大雪节气，北方有“千里冰封，万里雪飘”的自然景观，南方也偶有“雪花飞舞，漫天银色”的迷人图画。

大雪节气时北半球各地日短夜长，因而农谚有“大雪小雪，煮饭不息”等说法，意思是说，这时的冬天，白昼短到了主妇们几乎要连着做三顿饭的程度。

因为冬季气候寒冷，阴盛阳衰。根据中医“虚则补之，寒则温之”的原则，在膳食中应合理加入温性、热性，特别是具有温补肾阳作用的食物。

山药

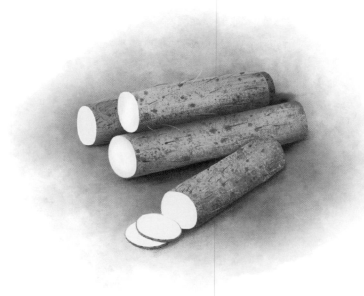

　　民国时期津沽地区有一位中医大家叫做张锡纯,他曾经治疗过一名长期腹泻的患者,当时患者的家人已经在为其准备后事。张锡纯仅用一味山药研成细粉,令其服下,两日后患者就止住了腹泻,再坚持服用了几天,患者便完全康复。

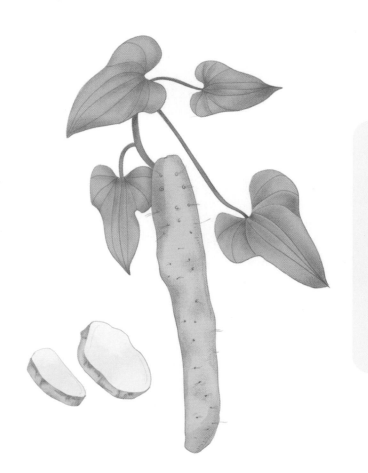

　　山药健脾、补肾,是滋补的佳品。张锡纯的方子之所以奏效,是因为山药含有丰富的淀粉酶、多酚氧化酶等物质,这些物质有健脾益胃、补肾的功效。山药黏糊糊的汁液主要是黏蛋白,可以有效抑制血脂在血管壁上的沉积。山药还富含皂甙,能够滋补肺阴,清热化痰。

山药作为一种食材出现在大众的餐桌上已经有很长的历史了。在漫长的岁月中，人们采用不同的烹调手段，成功地将山药的养生作用发挥到了极致。

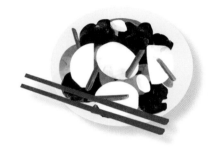

炒山药

把山药切成片或条下锅爆炒，因为加热时间短，所以这种做法维生素的流失较少。

清蒸山药

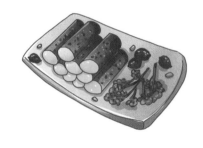

这是山药最简单的做法。将山药切段，放入锅中蒸熟，然后剥皮蘸白糖或蜂蜜食用。这种吃法补气养血的效果最佳。

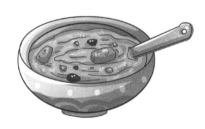

煲山药粥

脾胃虚弱或消化不良的人特别适合喝山药粥。煮粥时放入其他的食材，口感更丰富，营养也更全面。

炖山药

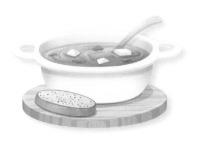

把山药切块后与荤菜类食材一起炖煮，适于秋冬滋补。一般也会根据身体健康的需要加入枸杞、红枣、当归、西洋参等其他中药材。

无论植物还是动物，以皮入药都是很常见的。植物类大多为木本植物茎干的皮，如黄柏、杜仲；少数为根皮，如牡丹皮、桑白皮；或为枝皮，如秦皮等。动物类以皮入药的最出名的肯定非阿胶莫属了。

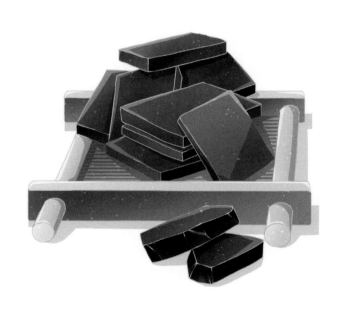

阿胶

阿胶是治血虚的主药，因始产于山东古东阿城而得名。

阿胶的药用始见于湖南长沙马王堆汉墓出土的古医帛书《五十二病方》。现存最早的我国第一部药物学专著《神农本草经》将其列为"上品"。明朝大医药学家李时珍《本草纲目》将阿胶称为"圣药"，与人参、鹿茸并称中药三宝。

《中国药学大辞典》记载了阿胶的传统制备方法："每年春季，选择纯黑无病健驴，饲以（东阿镇）狮耳山之草，饮以狼溪河之水，至冬宰杀取皮，浸狼溪河内四五日，刮毛涤垢，再浸漂数日，取阿井水，用桑柴火熬三昼夜，去渣滤清，再用银锅金铲，加参、蓍（shī）、归、芎、橘、甘草等药汁再熬制成胶。其色光洁，味甘咸，气清香，此即真阿胶也。"

据考，清朝的咸丰皇帝晚年无子，懿妃虽怀了龙胎但因有血症而濒临小产。当时的户部侍郎陈宗妫是东阿人，便推荐懿妃用阿胶补养，结果帮她治好了血症，保住了胎元。那个足月而生的男孩后来成了清朝第九代皇帝同治（载淳），懿妃也晋身为慈禧太后。由此，慈禧太后特赐阿胶以"福"字。所以，山东的阿胶品牌除了以产地命名的"东阿"牌，还有和这个历史典故相关的"福"牌。

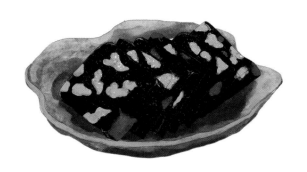

阿胶糕

阿胶糕的制作

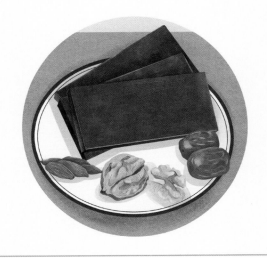

材料准备：

阿胶块、黄酒、核桃仁、干枣肉、黑芝麻、枸杞、黄冰糖

制作步骤：

①将阿胶块捣碎，并用黄酒浸泡24小时以上。

②中火将泡好的阿胶熬开，转小火，熬至粘稠后加黄冰糖粉，然后一直搅拌，熬至拉长丝后加入红枣、核桃、枸杞、黑芝麻搅匀，关火。

③将熬好的混合物倒入事先铺好油布的模具中，盖上一层油纸，用压板压实压平。8小时后定型完毕，然后切片或切条。

你还知道哪些以皮入药的动植物的妙用？

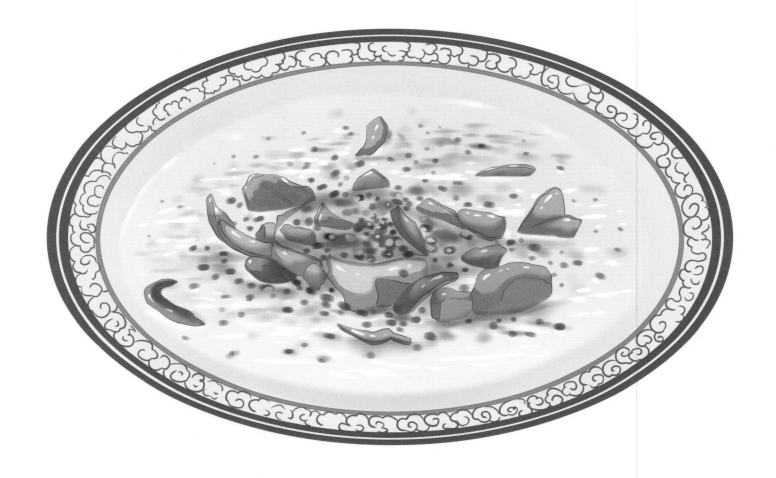

　　大雪是进补的好时节，民间素有"冬天进补，开春打虎"的说法。冬令进补能调节体内的物质代谢，使营养物质转化的能量最大限度地贮存于体内，有助于体内阳气的升发。当归生姜羊肉汤是经典的药膳。

　　当归生姜羊肉汤的做法很简单，当归 20 克，生姜 30 克，羊肉 500 克，黄酒、调料适量。将羊肉洗净、切块，加入当归、生姜、黄酒及调料，炖煮 1 ~ 2 小时，吃肉喝汤。

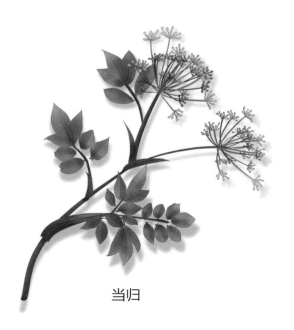

当归

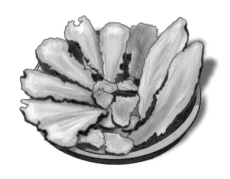

当归片

羊肉性味甘温，能养肝补虚；当归被历代医家誉为"血中圣药"；生姜既能散寒暖胃，又可辟除羊肉的膻味。当归生姜羊肉汤，除有驱寒和补充能量的作用外，还可以用来治疗产妇气血和寒症引起的腹痛等。

这道汤出自东汉医圣张仲景的《金匮要略》。据说东汉末年，天气异常寒冷，很多人都冻伤了，张仲景用这个方子救治了很多人。冻伤的根结在于气滞血瘀导致的局部血液循环障碍，当归生姜羊肉汤有活血温经、散寒止痛之功，所以，人们喝这个汤，既享受了美味，又治好了病痛。

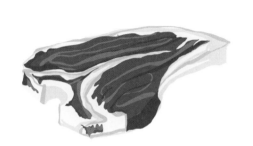
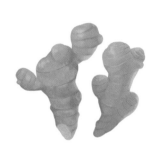
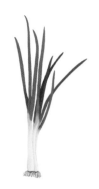
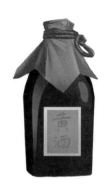

12月

21、22 或 23 日

冬至

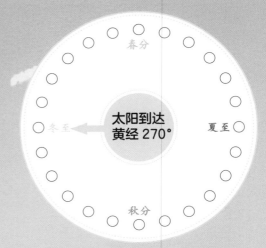

太阳到达
黄经 270°

春分
夏至
冬至
秋分

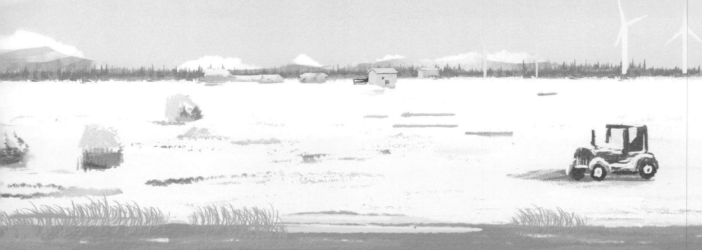

冬至这天，太阳直射地面的位置到达一年的最南端，北半球的白昼达到最短。

　　在中国古代，从冬至开始，以九天为一个单位计算寒冷的冬季，过了九九八十一天，冬寒就变成春暖了。"一九二九不出手，三九四九冰上走，五九和六九，河边看杨柳，七九冻河开，八九燕归来，九九加一九，耕牛遍地走。"广为流传的"九九消寒歌"，生动形象地记录了冬至到次年春分之间的气候、物候变化情况，同时也表述了农事活动的一些规律。

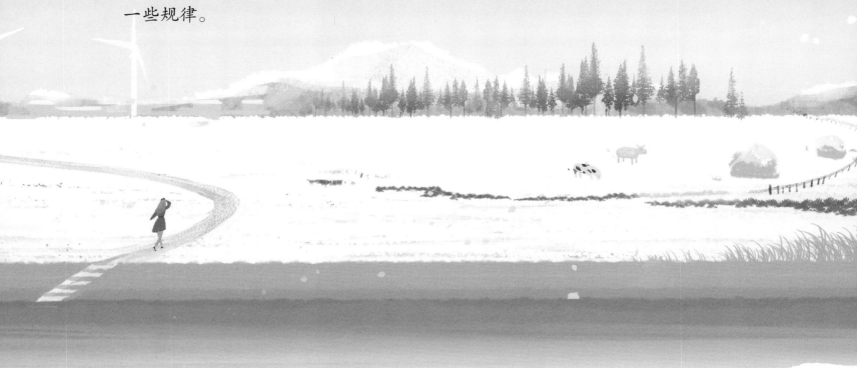

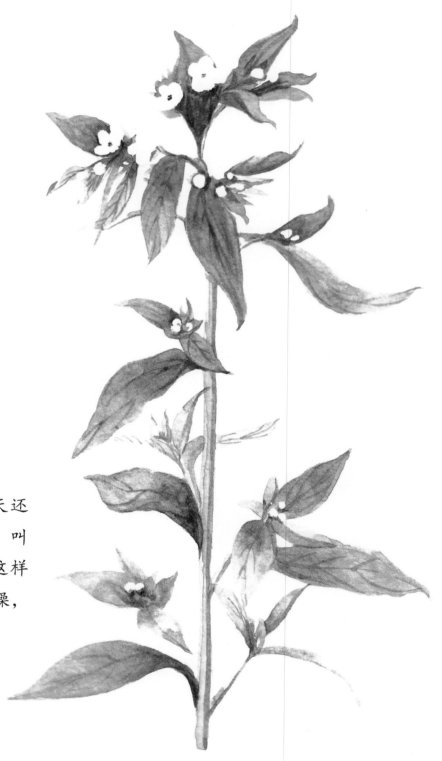

在中国北方，有一种到了冬天还不落叶、结满深紫色果实的乔木，叫女贞。李时珍在《本草纲目》中这样描述："此木凌冬青翠，有贞守之操，故以女贞命之。"

28

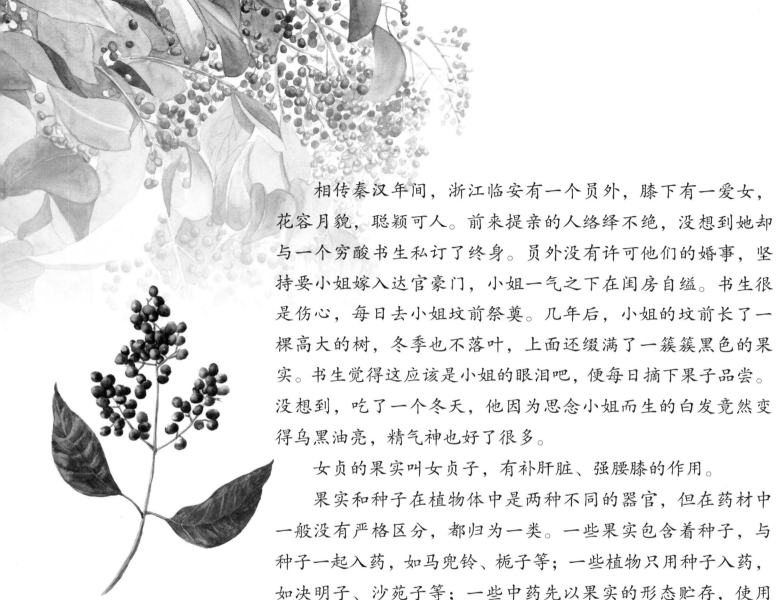

相传秦汉年间，浙江临安有一个员外，膝下有一爱女，花容月貌，聪颖可人。前来提亲的人络绎不绝，没想到她却与一个穷酸书生私订了终身。员外没有许可他们的婚事，坚持要小姐嫁入达官豪门，小姐一气之下在闺房自缢。书生很是伤心，每日去小姐坟前祭奠。几年后，小姐的坟前长了一棵高大的树，冬季也不落叶，上面还缀满了一簇簇黑色的果实。书生觉得这应该是小姐的眼泪吧，便每日摘下果子品尝。没想到，吃了一个冬天，他因为思念小姐而生的白发竟然变得乌黑油亮，精气神也好了很多。

女贞的果实叫女贞子，有补肝脏、强腰膝的作用。

果实和种子在植物体中是两种不同的器官，但在药材中一般没有严格区分，都归为一类。一些果实包含着种子，与种子一起入药，如马兜铃、栀子等；一些植物只用种子入药，如决明子、沙苑子等；一些中药先以果实的形态贮存，使用的时候再剥去果皮取出种子入药，如巴豆、砂仁等。

女贞

药用部位为果实或种子的植物还有很多，不妨自己去探究发现吧！

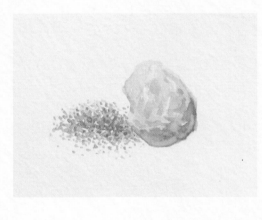

琥珀

中生代白垩纪至新生代第三纪松柏科植物的树脂经地质作用而形成的有机混合物。大部分琥珀是透明的，以黄色居多，也有红色、绿色和极为罕见的蓝色。

琥珀性味平甘，归心经、肝经和膀胱经，是一味重要的镇定安神药。

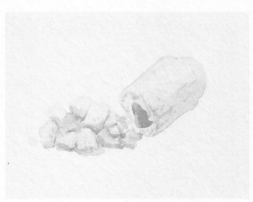

龙骨

古代哺乳动物如象类、犀牛类、三趾马等的骨骼的化石。

龙骨有很好的镇静、催眠、抗惊厥作用，如果与牡蛎同用，祛痰的效果极佳。

石膏

即含水硫酸钙。

石膏分为生石膏和熟石膏。生石膏具有清热泻火、除烦止渴的功效；熟石膏是经过煅烧以后的石膏，能敛疮生肌、收湿止血。

雄黄

四硫化四砷的俗称，通常为橘黄色粒状固体或橙黄色粉末，常与雌黄，即三硫化二砷共生。加热到一定温度后，在空气中可以被氧化为剧毒成分三氧化二砷，即砒霜。

雄黄入药后的主要作用是祛痰镇惊、消炎去肿。

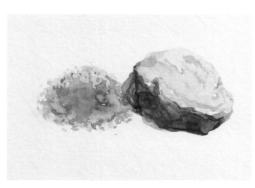

朱砂

主要成分是硫化汞，色鲜红。汞进入体内，可引起肝肾损害。

朱砂入药后主治心神昏乱、失眠多梦。

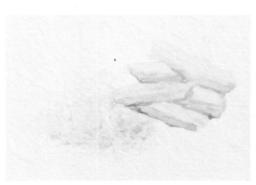

云母

云母族矿物的统称，主要成分是铝硅酸盐，层状结构，单斜晶系。

入药后有祛湿化痰、温养脾胃的作用，配合龙骨等中药有镇静安神的作用。

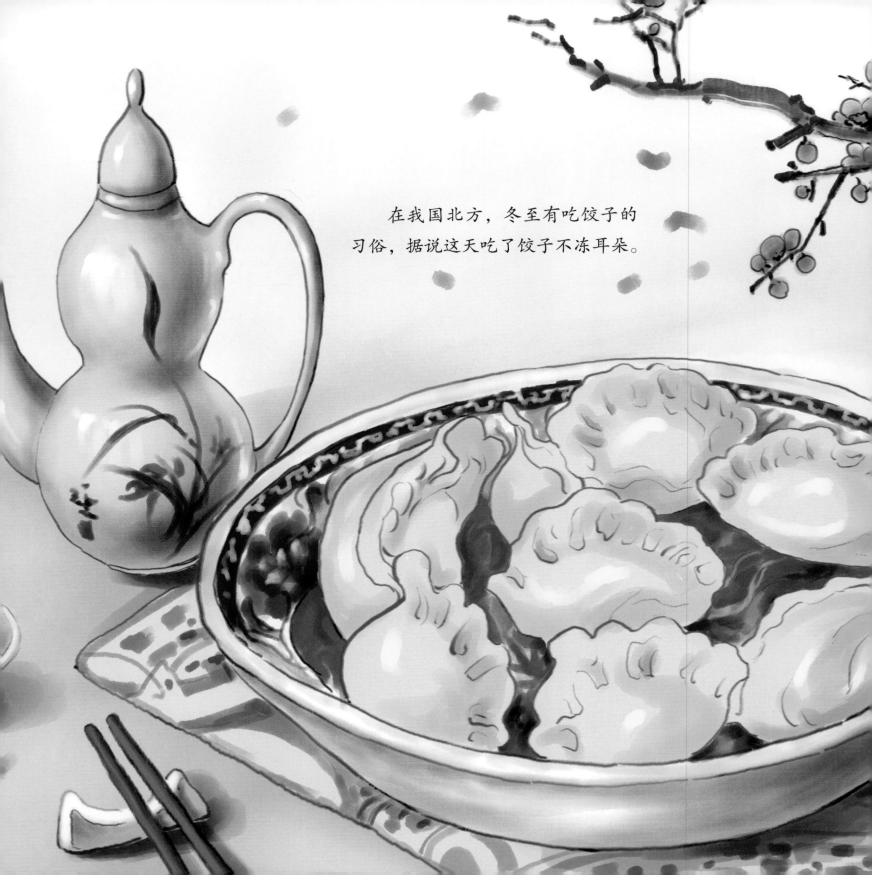

在我国北方，冬至有吃饺子的习俗，据说这天吃了饺子不冻耳朵。

这个习俗与张仲景有关。相传张仲景曾任长沙太守，年老后回到故乡南阳。当时寒风凛冽、大雪纷飞，许多百姓衣不裹体，耳朵都冻烂了。张仲景吩咐徒弟搭起帐篷，将羊肉和生姜、当归等驱寒温补的药材放在铁锅里一起煮熟，然后把羊肉捞出来剁碎，用面皮包成像耳朵一样的形状，煮熟后再配上之前煮肉的汤，送给过路的穷人吃。

读过我们前面故事的朋友肯定明白了，那煮肉的汤其实就是著名的"当归生姜羊肉汤"啊！老百姓吃完饺子喝完汤，冻烂的耳朵没几天就好了。后来，每逢冬至，人们总会包羊肉馅的饺子吃。

中原一带有些地方，吃水饺不叫吃水饺而叫喝水饺，吃水饺的方式也是把水饺泡在汤里一起吃，这也许和张仲景的故事有关吧。

中国南方，到了冬至吃汤圆。汤圆的馅料以黑芝麻、花生、猪油、白糖等为主，从中医的角度来讲，也都是一些补肝肾、润五脏、益气力的食材。

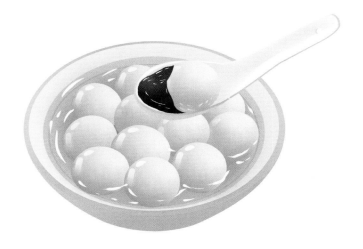

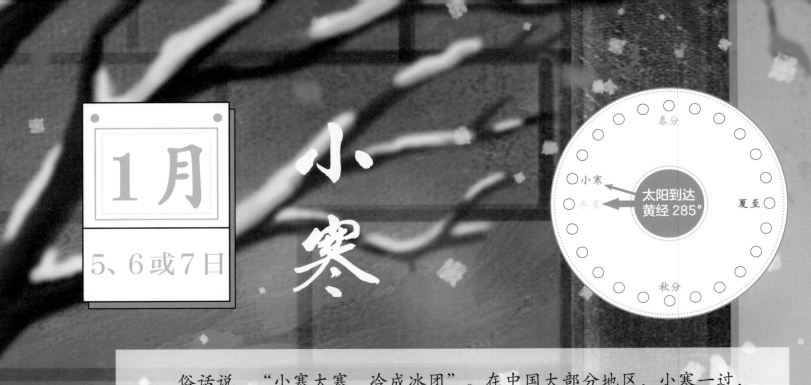

1月

5、6或7日

小寒

太阳到达
黄经285°

小寒
冬至
春分
夏至
秋分

俗话说，"小寒大寒，冷成冰团"。在中国大部分地区，小寒一过，就进入"出门冰上走"的三九天了。

进入小寒时节，古时候的文人喜欢邀上三五好友，赏梅、品茶、吟诗。

老百姓的日子相对简单，除了休养生息，就是描摹"九九消寒图"。消寒图上的"亭前垂柳珍重待春风"九个字，繁体都是九划。从冬至开始，人们每天填充一个笔画，九九过完，春回大地，一幅九九消寒图正好大功告成。

到了小寒时节，也是中药房最忙的时候。一般入冬时熬制的膏方都吃得差不多了，到了此时，有的人家会再熬制一点，吃到春节前后。

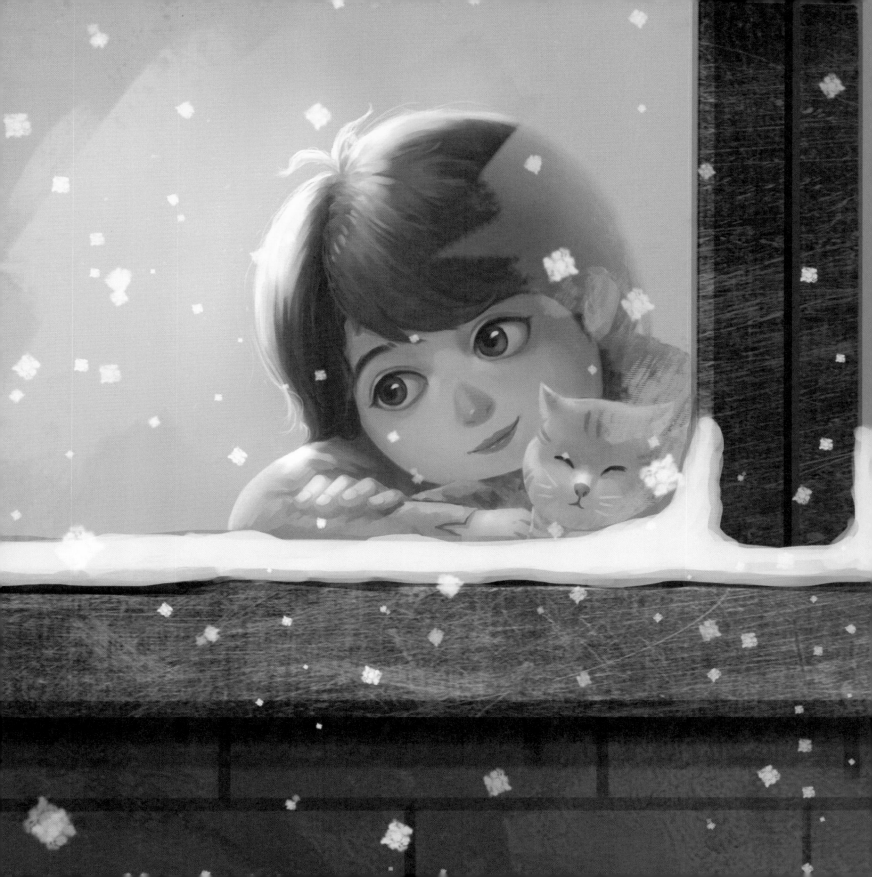

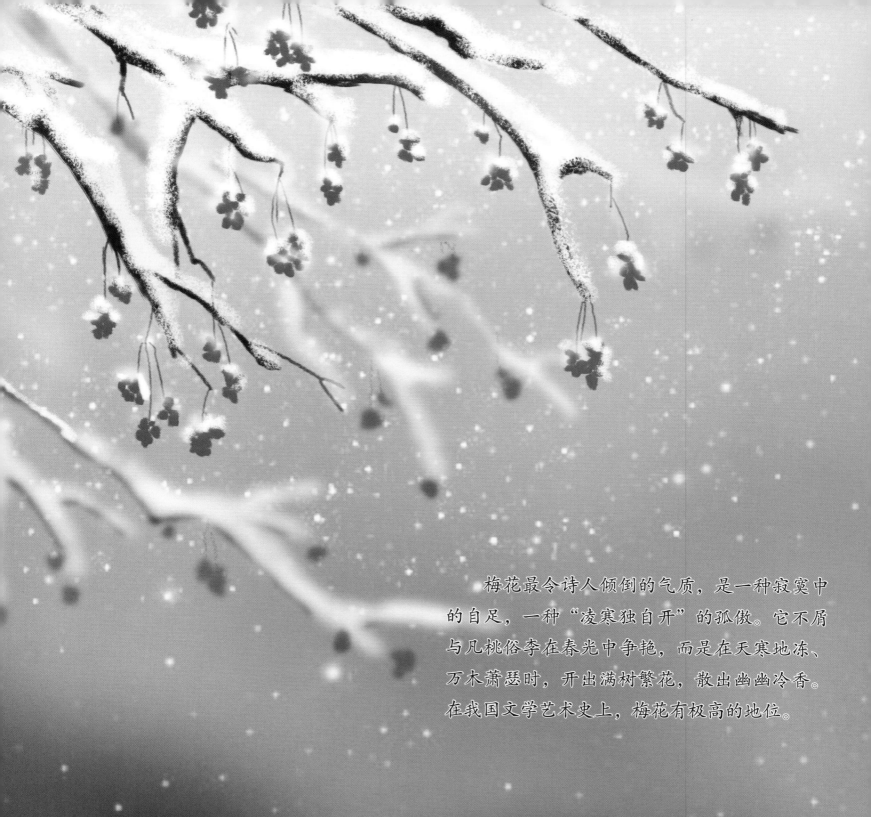

梅花最令诗人倾倒的气质，是一种寂寞中的自足，一种"凌寒独自开"的孤傲。它不屑与凡桃俗李在春光中争艳，而是在天寒地冻、万木萧瑟时，开出满树繁花，散出幽幽冷香。在我国文学艺术史上，梅花有极高的地位。

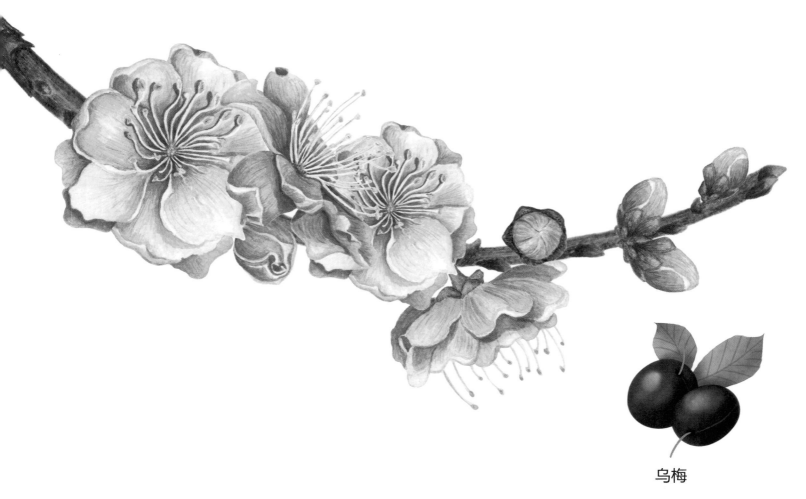

乌梅

　　梅花、梅子、梅树叶和梅树根也都是不可多得的药材。

　　红梅花清肝解郁，绿萼梅平肝和胃，梅的花蕾含有多种挥发油和维生素。

　　梅的果实，以乌梅的药用最广。乌梅是将接近成熟的梅子摘下，用烟火熏制而成，有生津止渴、敛肺涩肠等功效。

　　梅树叶可以清热解毒、涩肠止痢。

　　梅树根可以祛除体内风邪，用于治疗外感风邪导致的咳嗽、感冒。

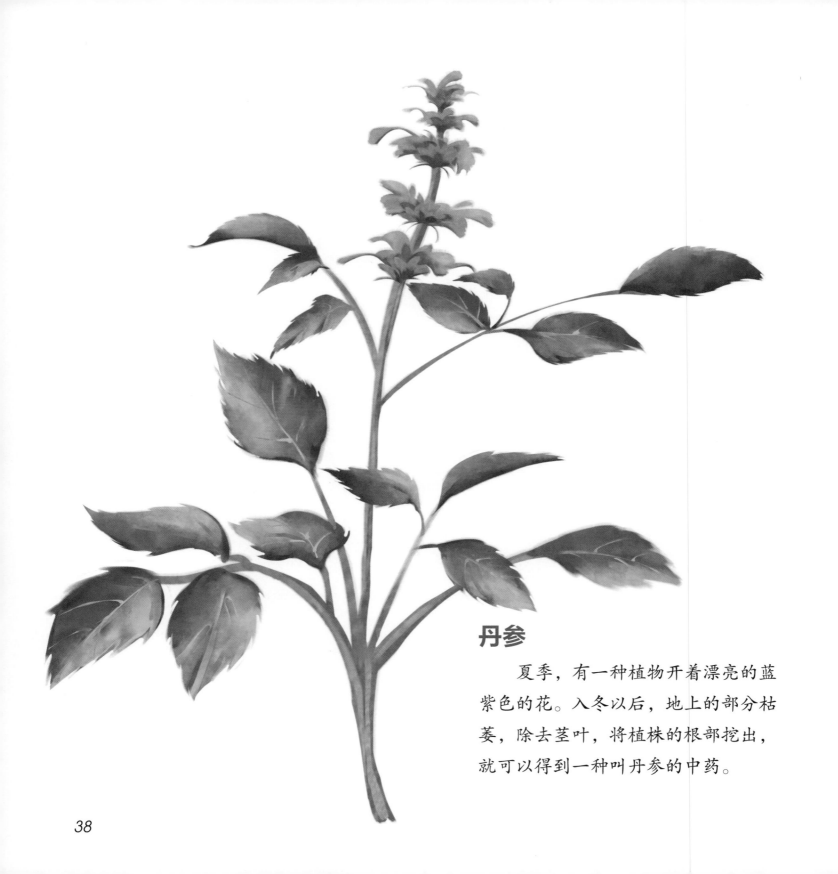

丹参

　　夏季，有一种植物开着漂亮的蓝紫色的花。入冬以后，地上的部分枯萎，除去茎叶，将植株的根部挖出，就可以得到一种叫丹参的中药。

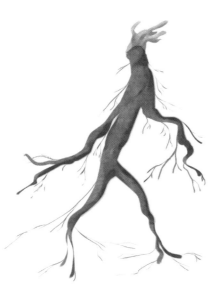

丹参的根部

　　传说很久以前，东海一个小岛上有一对母子相依为命。孩子叫海明，是有名的孝子。他的父亲在出海时葬身鱼腹，母亲生下他后得了瘀血症，长期腹痛不已。

　　一位老和尚对海明说，有一种草的根能治好他母亲的病，但寻药的路途充满艰难险阻。

　　老和尚把草的图样给了海明，海明历尽千险，来到大陆，终于挖到了图上的草药。

　　海明回到家中时，母亲已奄奄一息。他急忙煎药给母亲服下。一剂之后，母亲的气息有所转好。第二天，母亲的脸色稍转红润。第三天，母亲的脸上露出了一丝久违的笑容。一连服用七天后，母亲竟然有力气下床走动了。

　　后人为缅念海明不畏艰险采药救母的事迹，把那种不知名的药草称为"丹心"。口耳相传的过程中，"丹心"被读成了"丹参"，并一直沿用下来。

　　后来众多医家证实，丹参祛瘀、生新、活血的作用极佳。

"腊"的本义是"干肉"。腊月在岁尾，正值寒冬，农闲的古人会出去打猎。打来的猎物一是用来祭祖敬神，二是用来制作腊味。小寒至大寒之间，天气寒冷干燥，最适合做风干食物。

　　腊月的月末就是春节。"小孩小孩你别馋，过了腊八就是年。"从腊八开始，就启动了各种丰富的与过年相关的习俗。

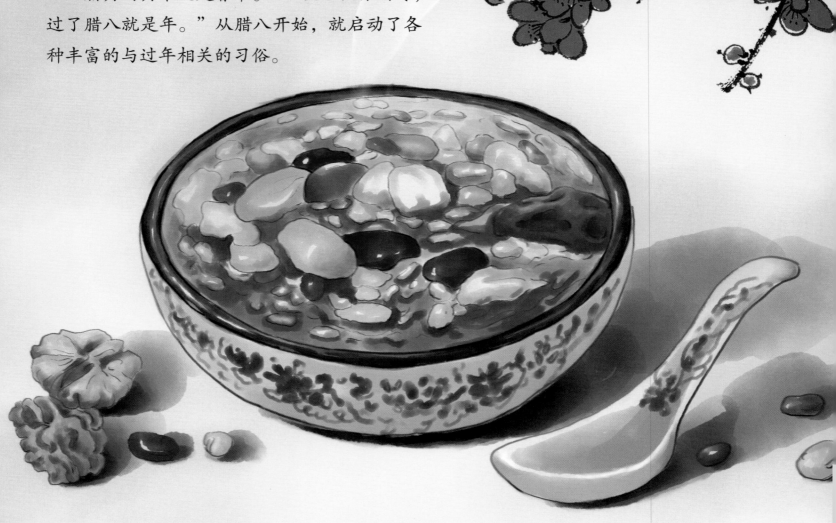

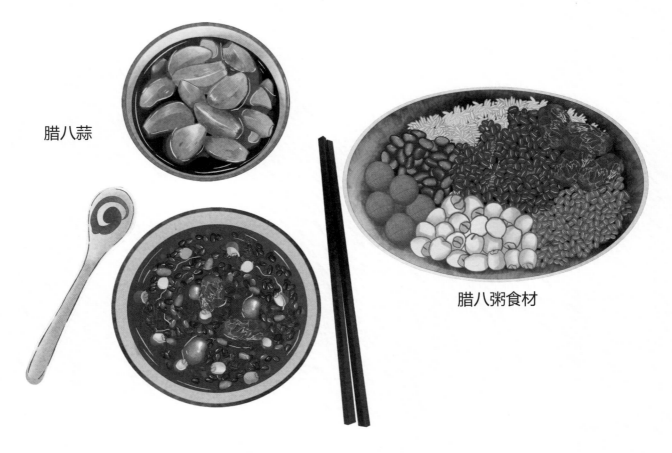

腊八蒜

腊八粥食材

　　腊八节最有代表性的食物是腊八蒜和腊八粥。

　　腊八蒜不是在腊八吃，而是在腊八那天腌制。紫皮蒜去皮洗净控干水分，装到瓶子里，撒上白糖，加入香醋，封口冷藏，十几天后就变成翠绿色的了。腊八蒜为什么会变绿呢？这是因为在低温和酸性条件下，蒜里的蒜氨酸、蒜氨酸酶等会发生反应，形成蓝色素，不稳定的蓝色素又会转变为黄色素。两种色素共存的时候，就会呈现出碧绿色。

　　大蒜可解毒杀虫、消肿止痢，对预防感冒和肠道疾病有很好的效果。

　　腊八粥的传统食材包括大米、小米、玉米、薏米、红枣、莲子、花生、桂圆和各种豆类。这些食材大都有健脾、开胃、补气、安神、清心、养血等功效。

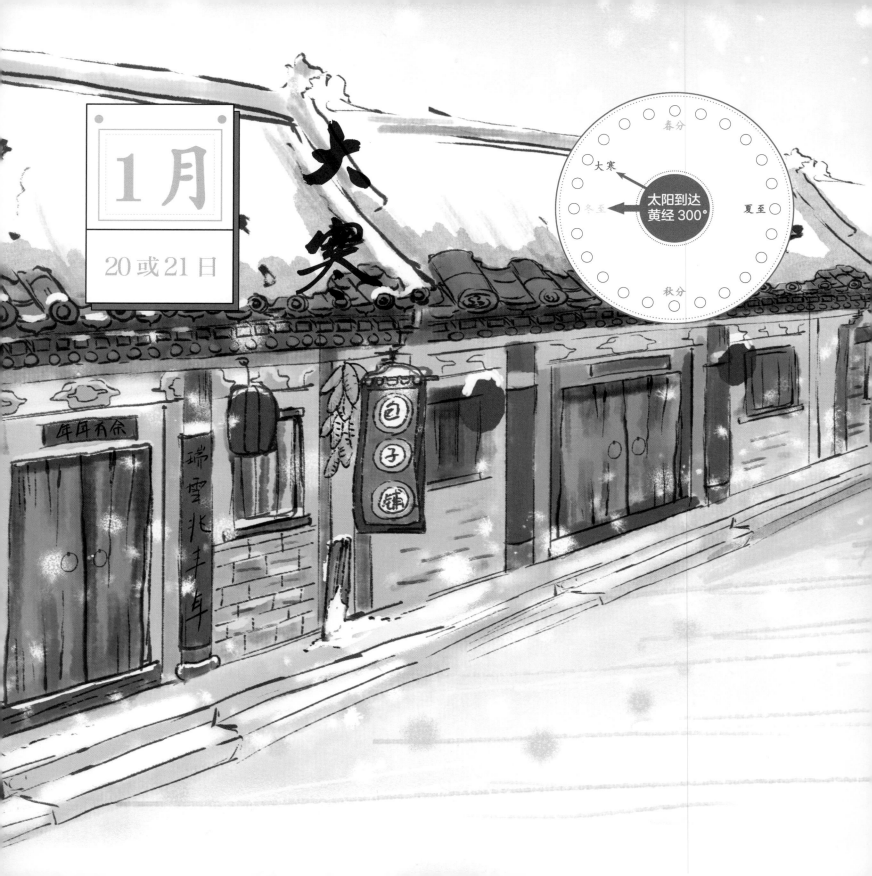

1 月

20 或 21 日

大寒

太阳到达
黄经 300°

大寒
冬至
春分
夏至
秋分

年年有余

瑞雪兆丰年

包
子
铺

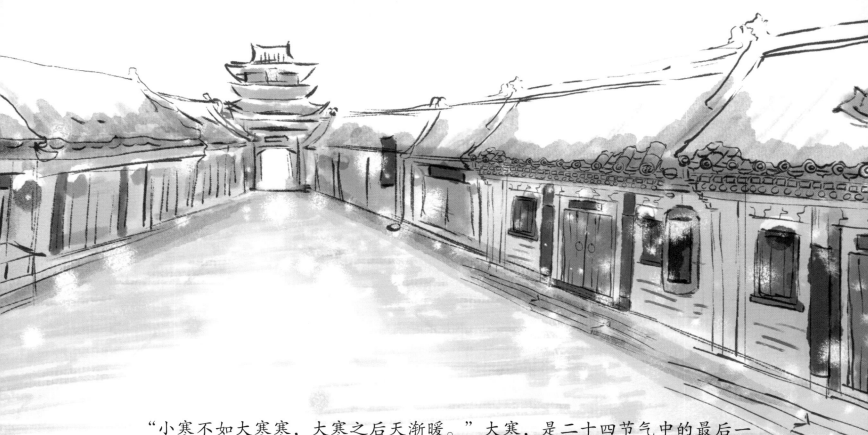

　　"小寒不如大寒寒,大寒之后天渐暖。"大寒,是二十四节气中的最后一个节气,也是最寒冷的一个节气。大寒一过,冬去春来,又开始新的一个轮回。

　　大寒至立春这段时间,有很多重要的民俗和节庆,如尾牙祭、祭灶等,春节也一般处于这一节气中,所以,大寒节气充满了喜悦与欢乐的气氛。

　　大寒的养生,要着眼"藏"。在这个生机潜伏、万物蛰藏的时令,人体的代谢也处于相当缓慢的阶段,所以应该早睡晚起,不要过度操劳。

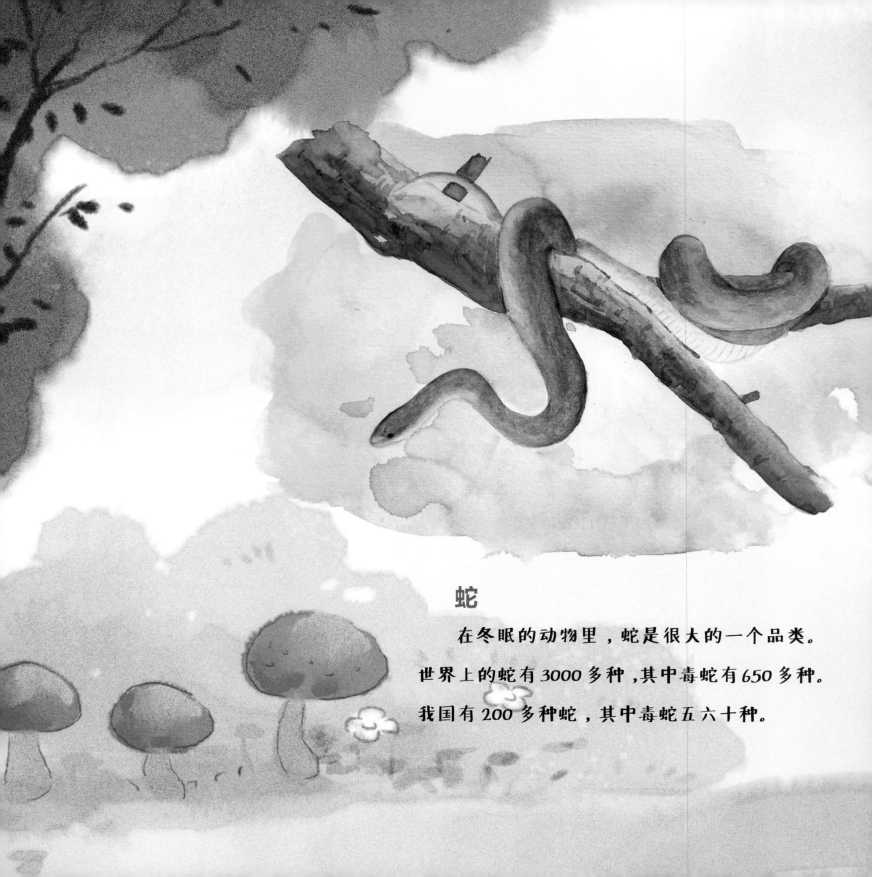

蛇

在冬眠的动物里，蛇是很大的一个品类。

世界上的蛇有3000多种，其中毒蛇有650多种。

我国有200多种蛇，其中毒蛇五六十种。

历经了 1.3 亿年的漫长进化，蛇对维护生态平衡有着重要作用。它本身没有完善的体温调节机制，所以，也是较为脆弱的生物类群。

蛇有的生活在穴洞里，有的生活在地面上，有的生活在树上，有的生活在水中。它有定期蜕皮的习性。蜕皮之前，它会停止饮食并躲在某个安全的地方。旧皮从嘴部开始被撑开，然后，它的身体不断与粗糙的地面或石头摩擦，使尽力气从旧皮中穿出。

有些蛇虽然有剧毒，却全身都是良药。

蛇肉有活血祛风、除痰祛湿、补中益气的作用，对风湿关节炎、肢体麻木、气虚血亏、惊风癫痫及皮肤瘙痒等症都有较好的疗效。

蛇胆、蛇骨、蛇蜕对坐骨神经痛、偏头痛、风湿关节痛有较好的疗效。

蛇毒是毒蛇的毒腺中所分泌出的一种液体，有抗癌、抗凝、镇痛、止血的功效，价格比黄金还贵十倍，是市场上十分紧缺的药材。

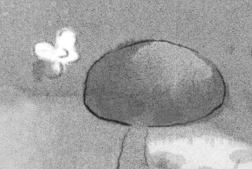

我们前面说了岁寒三友中的梅花，到了大寒节气，我们来说说竹子和兰花。

竹子

　　"未出土时先有节，及凌云处尚虚心。"竹子，生而有节，弯而不折，在中国传统文化中，与文人淡泊、清高、正直、谦虚的品格追求高度契合，一直是诗、文、画的重要元素。苏轼的"宁可食无肉，不可居无竹"算是最极致的表达了。

　　竹茹是竹的茎秆除去外皮后刮下的中间层，性凉，味甘苦，可清热化痰、除烦止呕。竹沥是竹的茎用火烤而流出的液汁，性寒，味甘苦，可清热化痰、镇惊利窍。竹笋既可食用，又有益气开胃、清热化痰、消肿利湿的功效。

　　有一种和竹子很像的植物叫淡竹叶，性寒，味甘淡，可清热除烦、生津利尿。

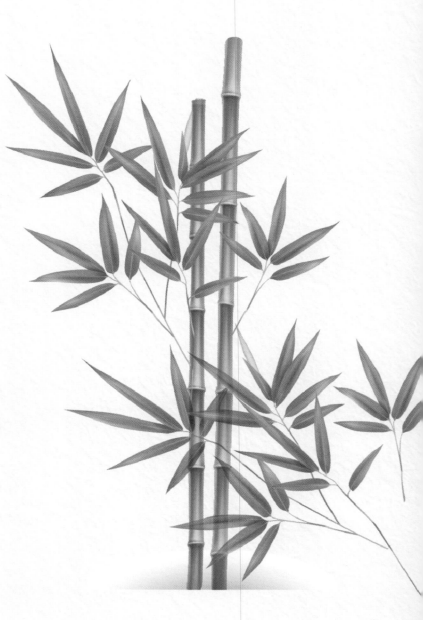

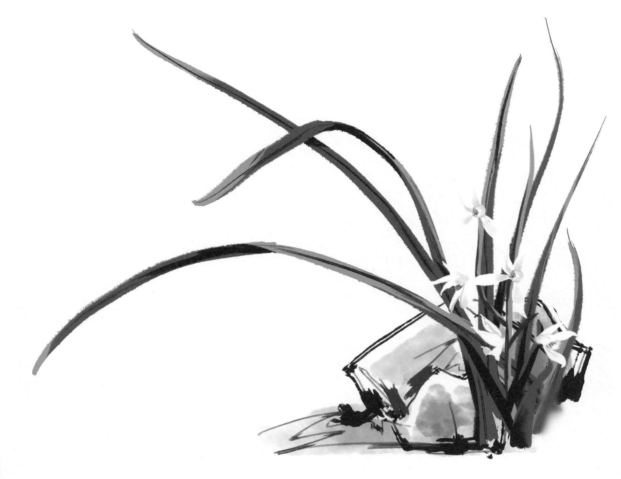

兰花

在中国传统文化里，兰花也是高洁典雅的象征，人们通常以"兰章"喻诗文之美，以"兰交"喻友谊之真，还有的借兰来表达纯洁的爱情，"气如兰兮长不改，心若兰兮终不移。"

据不完全统计，兰科植物共有800属，20 000多种，是世界上第二大植物家族（第一大科是菊科）。中国传统名花中的春兰、惠兰、墨兰等，与花大色艳的热带兰花相比，没有硕大的花叶，却具有质朴文静、淡雅高洁的气质，很符合东方人的审美标准。

兰花性平，味辛、甘，全草均可入药。兰根顺气、和血、消肿，兰叶清热、凉血、利湿，兰花理气、宽中、明目。

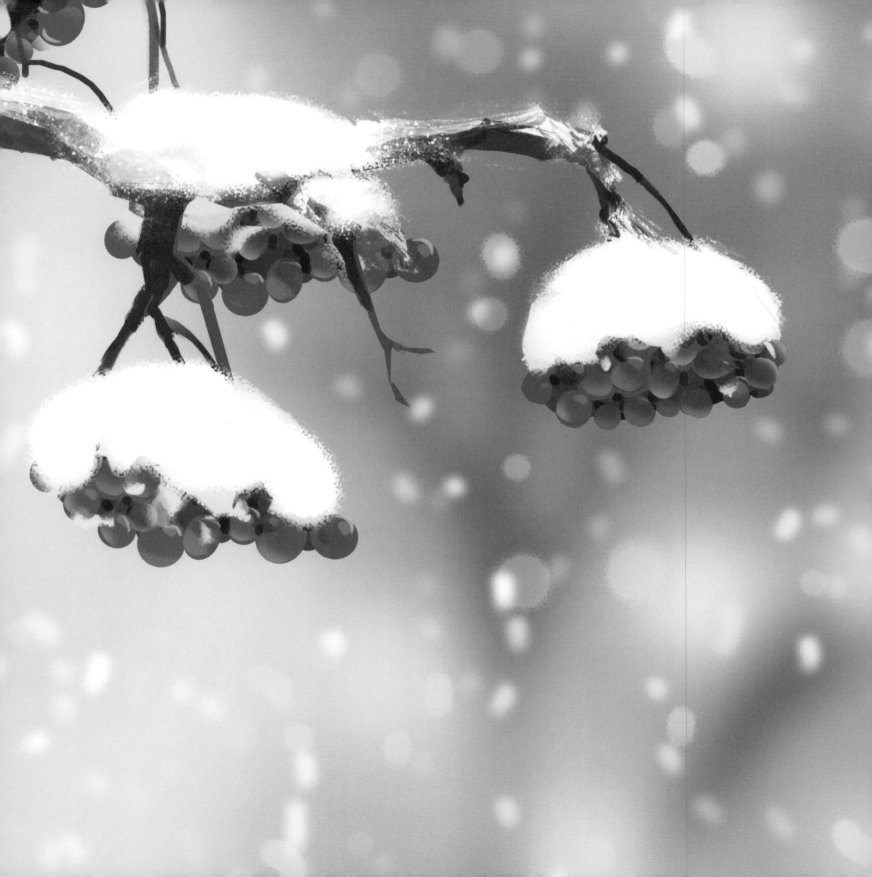

"灸"字在《说文解字》中解释为"灼"，是灼体疗病之意。艾灸是中国传统灸疗医术的一种，它用点燃的艾条、艾炷刺激体表穴位，激发经气的活动。中医认为，艾灸有很好的扶正祛邪的作用。

　　艾灸讲究与节气的配合。"夏养三伏，冬补三九"，节气灸里最常见的是三伏灸和三九灸。三伏灸是利用"冬病夏治"的原理，在夏天治疗冬天多发的哮喘、过敏性鼻炎、慢性支气管炎、关节炎、腰颈肩痛等疾病。到了三九天再次艾灸，可以巩固三伏天艾灸的疗效。

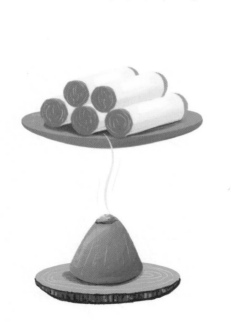

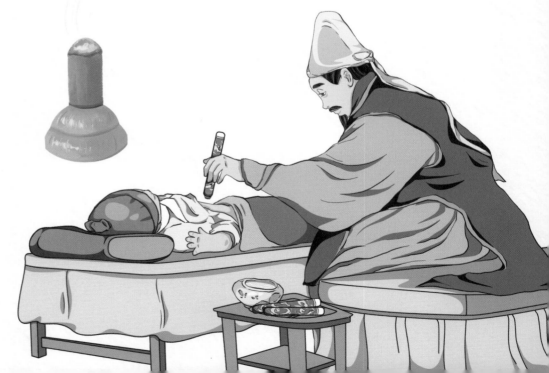

我是中医小郎中

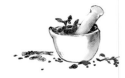

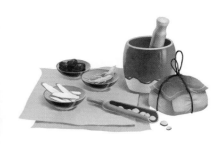

"君臣佐使"在中医范畴指处方中各味药的不同作用。

一般来讲，"君"针对主证起主要治疗作用；"臣"辅助君药，或主要治疗兼证；"佐"配合君臣，或抑制药的毒性，或和君臣起反佐作用；"使"引导诸药直达病变部位，或起调和作用。

"君药"是不可或缺的，而"臣""佐""使"三药则可酌情配置。

君是主导，臣既为君提供辅助，又照顾君顾不到的方面，还可对君形成制约，与君构成适中的平衡状态；佐使则对这种态势进一步调节，从而使整方达到合理周全。

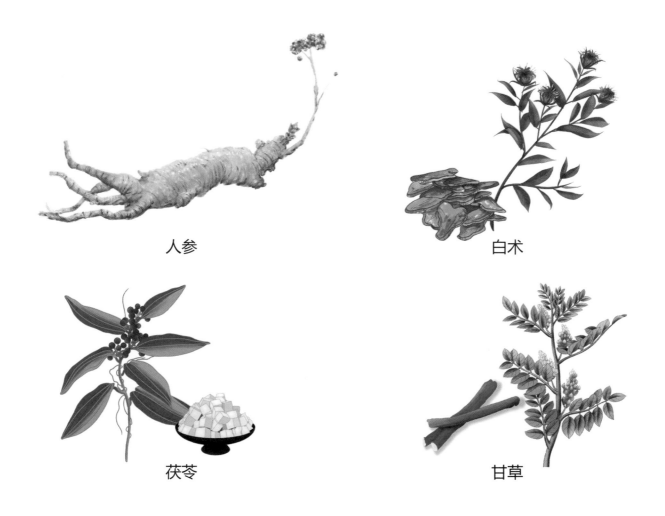

人参

白术

茯苓

甘草

　　例如，"四君子汤"由人参、白术、茯苓、甘草四味中药组成，是调理脾胃的名方。人参补气、健脾、助阳，是君药；白术也温脾补脾但效果不如人参，是臣药；茯苓渗湿利尿、健脾安神，如果佐以茯苓则健脾作用更强；甘草可将人参、白术、茯苓的药效引导到所需治疗的脏腑和经络，所以成了使药。方中的四味药品都属于平、温的药材，品性中正，不热不燥，补而不滞，从了君子致中和的古意。

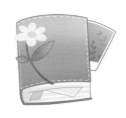

我的自然观察笔记

花儿有它的悲伤，鸟儿也有它的欢喜；蝴蝶努力完成蜕变，种子永远为萌发而蓄势发力……

观察自然，可以让我们所有的感官都活跃起来，从花草到昆虫到树木，从视觉、听觉、触觉再到自己的内心世界，我们的心灵也由此变得更加纯净而明快。

美国海洋生物学家蕾切尔·卡逊说过："那些感受大地之美的人，能从中获得生命的力量，直至一生。"

来吧，让我们一起从小亲近自然，养成随时随地把自己看到的和想到的事情记录下来的习惯。愿这些我们在自然中找寻到的美好时刻，可以不断开阔我们的想象力和创造力，让我们了解发现和探索的意义！

观 察 时 间	公历		农历		节气	
观 察 地 点						
一起观察的同伴						
我的观察目标			我的观察目的			

我的观察记录 （可以用文字也 可以用图片、图 画、视频记录）	
我的观察思考	
我的补充研究	

图书在版编目（CIP）数据

藏在中药里的二十四节气 / 刘兵主编 . —济南：山东友谊
出版社，2022.8（2025.2 重印）

ISBN 978-7-5516-2583-8

Ⅰ . ①藏… Ⅱ . ①刘… Ⅲ . ①中药学- 少儿读物②二十四
节气- 少儿读物 Ⅳ . ① R28-49 ② P462-49

中国版本图书馆 CIP 数据核字 (2022) 第 116895 号

藏在中药里的二十四节气

CANGZAI ZHONGYAO LI DE

ERSHISI JIEQI

策划统筹：何慧颖　王　震

责任编辑：肖　静　刘一凡

装帧设计：刘一凡

特约创意：郑国栋　徐建明

特约审稿：李昆仑　胡　博　边保京

特约绘画：蒿芙蓉　郑　爽

主管单位：山东出版传媒股份有限公司
出版发行：山东友谊出版社
　　　　　地址：济南市英雄山路 189 号　邮政编码：250002
　　　　　电话：出版管理部（0531）82098756
　　　　　　　　发行综合部（0531）82705187
　　　　　网址：www.sdyouyi.com.cn
印　　刷：鹤山雅图仕印刷有限公司

开本：710mm×1000mm　　1/12
印张：18　　　　　　　　字数：225 千字
版次：2022 年 8 月第 1 版　印次：2025 年 2 月第 4 次印刷
定价：192.00 元（全四册）